JANUS

Archives internationales pour l'Histoire de la Médecine et la Géographie Médicale.

Rédacteurs en chef:

Prof. Dr. A. W. NIEUWENHUIS, LEYDE, Witte Singel No 75.
Prof. Dr. E. C. VAN LEERSUM, LEYDE.

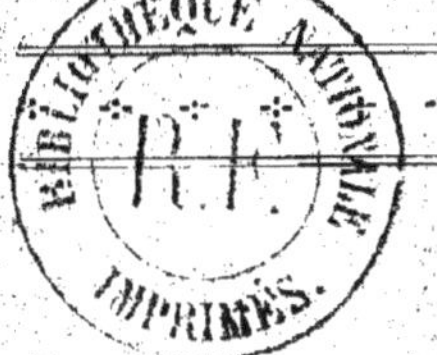

EXTRAIT.

GÉOGRAPHIE MÉDICALE DES COLONIES FRANÇAISES

PAR LE

DR. J. BRAULT.

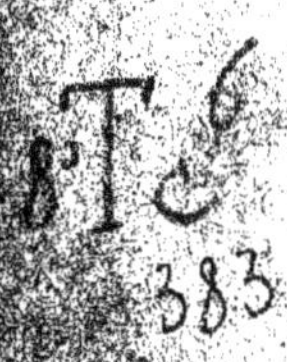

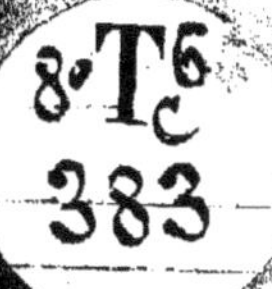

HARLEM (HOLLANDE). — DE ERVEN F. BOHN.

EXTRAIT
de
„JANUS",
Archives internationales pour l'Histoire de
la Médecine et la Géographie Médicale.
XIIe Année, VIIe Livr., Juillet 1907.

NOTE AU SUJET DE LA FRÉQUENCE DES MALADIES DU SYSTÈME NERVEUX CHEZ LES INDIGÈNES MUSULMANS D'ALGÉRIE

PAR LE Dr. J. BRAULT,
professeur de clinique des maladies des pays chauds et des maladies cutanées et syphilitiques à l'école de médecine d'Alger.

Je tiens à mettre à nouveau au point ce que je pense au sujet de la fréquence des maladies nerveuses chez les indigènes musulmans d'Algérie; en effet, à cet égard, j'ai été mal compris; c'est ainsi que dans une thése récente, 1) on trouve la citation suivante: „Dans toute sa carrière, M. Brault n'a vu, outre le cas de polynévrite que nous avons déjà signalé, que deux myélites diffuses, une lépre anesthésique, une paralysie générale et deux tabès". 2)

Je ferai tout d'abord remarquer que toute ma carrière ne s'est pas passée en Algérie, où je ne suis que depuis quinze ans environ; deuxièmement, j'ai été très incomplètement cité.

En effet, si on lit entièrement le chapitre d'où est tirée cette citation 3), on voit que je reconnais que l'hystérie, la chorée, les convulsions s'observent chez les indigènes 4); je dis en outre que j'ai rencontré des épileptiques, des arrêts de développement intellectuel, des paralysies infantiles diverses. J'ajoute enfin dans une note que les diverses névrites se rencontrent assez communément.

Dans le même ouvrage, mais à des chapitres différents: j'ai cité un cas de méningite tuberculeuse chez un jeune adolescent indigène; j'ai aussi montré que la méningite cérébro-spinale n'épargnait nullement les indigènes, ajoutant que j'en avais eu plusieurs dans mon service de clinique annexe des maladies des pays chauds en 1901 5); enfin j'ai consacré un chapitre à part pour le tabes spasmodique lathyrique.

---

1) Sicard thèse de Lyon 1907.

2) L'auteur qui me cite entend parler seulement des seuls indigènes bien entendu.

3) J. Brault. Pathologie et hygiène des indigènes musulmans d'Algérie Jourdan. Alger 1905.

4) J'ai omis involontairement un cas d'hémiplégie incomplète que j'ai observé chez un syphilitique de mon service.

5) Je cite en outre l'épidémie de Marengo qui est caractéristique.

Pour ce qui est des accidents nerveux de la syphilis; en dehors des névrites, dans l'ouvrage déjà cité, j'ai fait par ailleurs remarquer que l'immunité des indigènes pour les accidents nerveux était purement relative 1).

Sans doute, dans ces derniers temps, on a colligé un certain nombre d'observations d'affections graves des centres nerveux chez les indigènes, quelques unes visent des ruraux; mais la plupart, il faut le reconnaitre, ont été recueillies sur des indigènes des villes, plus on moins atteints par les vices de notre civilisation.

Malgré ces nouvelles données, tant qu'on n'aura pas à m'opposer des statistiques plus étendues, je continuerai à m'appuyer sur ce que j'ai vu et sur ce que d'autres ont vu depuis Bertherand jusqu'à l'heure actuelle, et à prétendre que les affections du système nerveux 2) sont relativement moins fréquentes dans la grande masse des indigènes.

Il faut toutefois faire abstraction du lathyrisme (intoxication encore bien floue) et de la méningite cérébro-spinale (maladie générale) et aussi, comme je l'ai déjà dit et publié, il est nécessaire d'établir quelques exceptions: névrites, névralgies, hystérie, épilepsie, paralysies infantiles (maladie de Little, poliomyélite antérieure aigüe), je n'y reviens pas.

---

1) Toujours dans le même livre, je me suis expliqué sur les accidents parasyphilitiques, et j'y ai dit que si la paralysie générale augmentait, elle le devait aux progrès de l'alcoolisme.

2) Surtout central.

GÉOGRAPHIE MÉDICALE DES COLONIES FRANÇAISES

PAR LE Dr. J. BRAULT,

professeur de clinique des maladies des pays chauds et des maladies cutanées et syphilitiques à l'école de médecine d'Alger.

ASIE.

Inde française.

L'Inde française comprend cinq établissements principaux et 8 loges dans les villes de Surate, Calicut, Mazulipatam, Cassimbazar, Jougdia, Balassore, Dacca et Patna; tout celà ne constitue que les vestiges de l'empire commencé par Dupleix, vestiges que nous avons recouvrés en 1817.

Etablissements principaux.

Mahé. — Placé sur la côte de Malabar, le territoire de Mahé comprend 5909 hectares; la ville de Mahé ombragée par les palmes, se trouve sur la rivière du même nom, elle jouit d'un climat relativement sain; la température est assez constante, 22 à 26° de janvier à la fin de mars, de 25 à 30 jusqu'à septembre, et de 23 à 27° dans les 3 derniers mois de l'année.

Karikal. — Sur la côte occidentale, en remontant du sud au nord, nous rencontrons Karikal, Pondichéry, Yanaon et Chandernagor.

Le territoire de Karikal situé sur la côte de Coromandel comprend 110 aldées groupées en 3 communes. On y rencontre six petits cours d'eau qui font partie du delta du Cavery. Karikal compte 10,000 habitants, il est placé sur la rivière Arselar. La moyenne de la température est de 31° en été et de 24° en hiver.

Pondichéry. — Le territoire de Pondichéry est beaucoup plus vaste (29,145 hectares), il est arrosé par 8 cours d'eau et comporte quatre communes: Pondichéry, Oulgaret, Villenour et Bahour.

La ville de Pondichéry (50,000 habitants) possède une bonne rade, elle est bien bâtie et propre; la température est à peu de chose près celle de Karikal.

Yanaon. — Le territoire de Yanaon comporte 1429 hectares, il est situé dans la province de Golconde et représente une étroite bande de terre marécageuse et insalubre 1).

Chandernagor. — Le territoire de Chandernagor ne compte que 910 hectares, il entoure la ville du même nom (ville du bois de Santal, de la lune), cette dernière occupe le fond du golfe du Bengale, à sept lieues de Calcutta, sur la rive droite de l'Hougly; la ville est un peu morte, elle est encadrée de bois et d'étangs, dans un site assez pittoresque.

Ici la température est plus fraîche, mais variable, elle peut descendre à 7 ou 8° en février et s'élever à 43° en mai.

Population. — Sur 273,185 habitants (1901), il y a un millier d'Européens, 2 milliers de métis (Topas), le reste constitue la masse des indigènes proprement dits.

Les Européens comprennent les fonctionnaires, des négociants et quelques descendants de colons; les Topas sont les produits d'unions entre Européens et indigènes.

Les indigènes se subdivisent en Mahométans, Pattanis, Chaulias et Maplets, ils forments $^{1}/_{20}$ ème de la population indigène, les autres sont des sectateurs du Civaïsme ou du Vichnouisme, ils sont divisés en castes.

Habitants. — Les gens aisés possèdent des maisons en briques et pavées, les logements des hommes et des femmes sont séparés. Les pauvres habitent de misérables cases faites de nattes et bambous tressés et recouverts de terre argileuse, le toit est en paille, sur le devant se trouve une sorte de véranda, une seule ouverture existe: la porte; quelques vases, des nattes, constituent à peu près tout l'ameublement. Les cases sont très sales et les Hindous pauvres contreviennent à toutes les règles de l'hygiène la plus élémentaire dans leurs habitations.

Vêtements. — Le costume consiste en un châle et une pièce de toile entortillée au milieu du corps, cette pièce passe entre les jambes et vient s'attacher en arrière. Les Musulmans portent un pantalon très ample et une robe en coton.

Les enfants sont nus jusqu'à 3 ans, chez les riches; jusqu'à 6 ou 7 ans chez les pauvres.

Les femmes s'enroulent dans une pièce de cotonnade (Sari), elles se surchargent de bijoux (nez, oreilles, cou, poignets, orteils).

Alimentation. — Les natifs mangent du riz, du blé, des graines diverses (menus grains), des légumes, ils boivent de l'éau, les aliments sont relevés par divers condiments (carry, assa foetida); l'Hindou aime les sucreries, les indigènes Musulmans seuls consomment de la viande de boucherie et de la volaille. Chez les parias, l'alimentation est notoirement insuffisante.

1) En outre, cette possession est littéralement infestée par les erpents (cobra capel).

Les natifs fument le tabac, le chanvre, mangent et fument l'opium et enfin chiquent le bétel. Dans certaines castes seulement, on use de liqueurs fermentées (callou, arack).

Coutumes. — Les mariages sont célébrés en grande pompe; les enfants sont parfois fiancés dès l'âge de cinq ans. Les riches, les Brahmans et les musulmans sont polygames. Pour les femmes, le veuvage est extrêmement dur 1).

J'ai insisté d'autre part sur les coutumes religieuses (pélérinages, culte des maladies, etc.) je n'y reviens pas ici.

En général les Hindous dorment peu la nuit 4 ou 5 heures, ils font de longues siestes le jour.

Pathologie. — Je ne vais pas exposer en détail la pathologie de chaque poste, je vais seulement jeter un coup d'oeil sur l'ensemble de nos possessions Hindoues.

Le paludisme 2) sévit surtout durant la période d'hivernage, où les rémittentes bilieuses sont fréquemment observées. En 1905, on a constaté 2.487 décès dans nos possessions indiennes. Chandernagor vient en première ligne, Poudichéry a la mortalité la plus faible pour le paludisme.

La peste visite malheureusement très souvent nos postes, comme le reste de l'Inde; elle sévissait encore il n'y a pas longtemps à Chandernagor (1905) et y a causé plus de 150 décès.

Le choléra frappe surtout les indigènes, en raison de leur hygiène détestable. On observe encore assez souvent le choléra sec ou foudroyant.

La fièvre typhoïde semble avoir une certaine tendance à se montrer plus fréquemment, elle existe à l'état endémique dans toutes nos possessions.

La dysenterie règne surtout pendant la mousson du nord-est (octobre à février). On observe aussi fréquemment diverses diarrhées.

La lèpre est très commune dans l'Inde, c'est un des foyers asiatiques les plus intenses, ainsi que nous l'avons expliqué en faisant la géographie médicale des maladies exotiques (Janus 1900). Nos colonies ne font pas exception à la règle et paient leur tribut à la maladie.

L'éléphantiasis est assez répandu chez les indigènes de la basse classe; d'ailleurs certaines affections de la peau s'observent couramment chez les natifs: gale, impétigo, ecthyma.

Quant à la variole qui règne endémiquement, nous avons dit autrefois à quels étranges préjugés elle donnait lieu. La vaccination à l'aide des génisses, heurte d'ailleurs les scrupules religieux des Hindous. A côté

1) Les filles et femmes chez les Brahmanes, sont réléguées à part durant leurs règles.

2) Aux Indes on rencontre une foule d'anophèles: A. Ross, Maculipalpis, Theobaldi, Maculatus, nigerrimus, barbirostris, Jamesi, Stephensi, fuliginosus, culicifacies, elegans etc.

de la variole signalons quelques épidémies de grippe, de rougeole, de dengue et de varicelle.

Les maladies des voies respiratoires sont fréquentes: pneumonie, broncho-pneumonie, tuberculose pulmonaire, pleurésies, bronchites, emphysème; c'est surtout pendant la saison fraiche (veut du nord-est), que les maladies aigües du poumon sévissent davantage.

Les affections du tube digestif sont souvent signalées (dyspepsies, diarrhées diverses, dysenterie).

Le rhumatisme s'observe avec une certaine fréquence, il en est de même du diabète dans certaines castes, enfin les statistiques mentionnent le cancer de divers organes (sein, organes génitaux).

L'aïnhum peut être considéré comme tout à fait exceptionnel.

L'infestation par la filaire de Médine existe dans les territoires de Karikal et de Pondichéry.

Le mycétome, le pian si répandus dans l'Inde, s'observent également chez les indigènes de nos possessions.

Sur notre territoire le béribéri ne parait pas très fréquent.

Parmi les complications des plaies, il faut mentionner: le tétanos et le phagédénisme 1).

Les maladies vénériennes sont graves et fréquentes, dans une statistique (Pichon) allant de 1890 à 1902, on compte 2.547 syphilis et 3.652 autres affections vénériennes, ce sont là des chiffres tout-à-fait approximatifs, beaucoup d'indigènes ne se faisant pas traiter; la syphilis est surtout fréquente chez les parias; d'une façon générale, elle est à peu près aussi commune chez les indigènes que chez les Européens.

Citons encore les infestations vermineuses (taenias, ankylostome, lombrics, etc.) diverses intoxications (datura, opium etc); les accidents déterminés par les fauves et les serpents venimeux (cobra capel etc.), les scorpions, les scolopendres et autres animaux nuisibles (sangsues de bois, araignées, etc.) 2)

Indo-Chine française.

L'Indo-Chine française comprend les deux vallées du fleuve-Rouge et du Mékong et s'étend sur toute la région orientale de la presqu'île indochinoise; elle est bornée au nord par la Chine; à l'ouest, par une ligne conventionnelle qui passe entre le Cambodge et le Siam, puis par la rive

1) Pendant ces mois d'été règne la conjonctivite infectieuse.

2) Je ne veux pas m'étendre sur la médecine indigène avec tous ses remèdes plus bizarres les uns que les autres, à retenir seulement l'usage de la massothérapie qui est en honneur ici, comme dans tout l'Extrême-Orient.

droite du Mékong; à l'est et au sud-est par la golfe du Tonkin et la mer de Chine.

Le pays est soumis à des vents constants, la mousson du nord-est, d'octobre en avril, la mousson du sud-ouest de mai à septembre 1).

Notre territoire colonial est de 680.000 Kilomètres carrés, le pays est traversé en biais du nord-ouest au sud-est par une grande chaine montagueuse qui se détache du plateau thibétain.

L'Indo-Chine française qui compte 2.500 Kil. de côtes, est divisée en cinq parties principales: la Cochinchine, le Cambodge, l'Annam, le Tonkin, le Laos; auxquelles il faut ajouter, le territoire de Kouang-Tchéou-Ouan 2).

Cochinchine. — La Cochinchine est située au sud-est de l'Indo-Chine, entre 102° et 103° de longitude est et 8° et 11° 30 de latitude nord (superficie 60.000 Kil. carrés). En dehors du continent nous avons encore les îles de Poulo-Condor (pénitencier), de Poulo-Obi de Phu-Quoc.

Arrosée par le Mékong, la Cochinchine est une contrée fertile, qui compte environ 2.300.000 habitants (Européens 4.000), Chinois 90.000, Annamites 2.000.000, le reste comprend des Malais, des Cambodgiens, des Indiens et des Moïs.)

Climat. — Le climat est chaud et humide surtout dans la basse Cochinchine; la saison sèche, va d'octobre en avril, durant la mousson du nord-est et la saison pluvieuse d'avril à octobre pendant la mousson du sud-ouest 3).

La température moyenne est de 28°, pendant les nuits de décembre et de janvier, c'est à peine si la température descend au-dessous de 20°. L'air est sursaturé de vapeur d'eau, en avril, mai et juin, saison la plus pénible, le thermomètre monte à 33 et 34° degrès pendant le jour, pour ne pas descendre au-dessous de 30° durant la nuit. On voit donc qu'il s'agit là d'un climat pénible, c'est d'ailleurs le plus difficile à supporter, de nos possessions d'Indo-Chine.

Saïgon la ville principale, compte près de 100.000 habitants, elle a été très assainie depuis notre occupation, malgré cela, elle garde encore un certain caractère d'insalubrité (paludisme).

Cambodge (120.000 Kil. carrées). — Le pays est habité par 1.300.000 Cambodgiens et 200.000 Annamites, Chinois et races diverses, les Francais sont peu nombreux. La population est surtout agglomérée le long du Mékong.

---

1) Au changement de mousson on observe des typhons parfois terribles.

2) Il y a 3 climats principaux: 1o. type cochinchinois, 2o. type annamite, 3o. type tonkinois.

3) Au milieu de la saison des pluies à la fin de juillet, il y a une petite saison sèche qui ne dure que quelques jours.

La contrée au point de vue géographique peut se subdiviser en 4 régions: les montagues boisées; les plateaux et les plaines couverts par les hautes herbes; les rives du Mékong couvertes par l'inondation annuelle et très fertiles; enfin les parties marécageuses couvertes de forêts.

Climat. — Le climat a beaucoup de ressemblance avec celui de la Cochinchine, toutefois, il est un peu plus supportable; la saison sèche commence en novembre et finit en mai, durant la période des pluies qui vient ensuite on observe fréquemment des orages.

Phnom-Penh la capitale 45.000 habitants est une ville indigène surtout composée de paillottes, mais elle est entourée de beaux jardins; c'est d'ailleurs un centre commercial important.

Laos. — (267.000 Kil. carrés). Compris entre la frontière de Chine au nord et celle du Cambodge au sud. Il présente deux parties bien distinctes: le Laos septentrional et le Laos méridional. Le sud est sillonné par des chainons montagneux, on y trouve aussi des plaines ondulées; le tout est recouvert de bois parfois impraticables sur les sommets. La région septentrionale plus large est occupée par de hautes montagnes et des forêts inaccessibles.

Le Laos compte 7 à 800.000 habitants (Laotiens, Thaïs, Lus, Lolos, Mios etc.).

Climat. — Ici encore deux saisons bien tranchées, saison sèche d'octobre à mars et saison des pluies d'avril à octobre. Dans le bas Laos pendant les mois de novembre, décembre et janvier, la température est très supportable, elle s'élève à 17 ou 18°; de février à avril, elle monte rapidement jusque vers 35 à 40° comme maximum. Dans la haute région, l'hiver est très rigoureux, à cette saison, le thermomètre descend jusqu'à 6°. De novembre à février, la moyenne se maintient entre 10 et 12°. En été par contre la température varie entre 25 et 30°, mais les nuits restent assez fraiches. Les orages et les coups de vent violents sont assez fréquents. La région haute est moins saine que le bas Laos.

La capitale du pays est Luang-Prabang bâtie tout près de collines assez pittoresques, elle compte 12.000 habitants Laotiens ou Khas, ses maisons s'étendent entre les rives du Mékong et d'un de ses affluents, le Nam-Khan.

Annam. — (260.000 Kil. carrés). Le pays s'étend le long de la côte orientale d'Indo-Chine, entre la Cochinchine et le Tonkin; il est parcouru du nord au sud par une chaîne de montagnes. Ces moutagnes sont séparées pas de nombreuses vallées, et ce n'est que tout à fait près de la côte qu'on trouve des plaines basses. Des rivières nombreuses descendent des hauteurs, elles sont barrées à leur embouchure.

La population est évaluée à 5.000.000 d'habitants.

Climat. — Comme au Laos, les hautes régions et les parties basses sont dangereuses pour l'Européen (paludisme, fièvre des bois). La zone intermédiaire qui est d'ailleurs la plus riche et la plus peuplée est plus saine. Pendant la saison chaude de juin à août, la température s'élève en moyenne à 35⁰ durant le jour, les nuits sont relativement assez fraîches. La saison des pluies va du mois de septembre à décembre.

Hué la capitale du pays, compte 30.000 habitants; c'est une belle ville, malheureusement malsaine.

Nha-Trang station maritime où le climat est temperé par la brise de mer possède une très belle plage.

Tong-King. — (120.000 Kil. carrés). Situé entre l'Annam, la Chine et le Laos, le Tonkin est situé entre 18 et 20⁰ de latitude nord et 102⁰ et 106⁰ de longitude est.

Le territoire comprend deux zones très distinctes. La région montagneuse au nord (Haut-Tonkin) et la partie basse située sur la côte (le delta). La partie haute est souvent couverte par des forêts impénétrables; quant à la partie basse c'est une plaine d'alluvions assez fertile.

On évalue la population au chiffre de 15.000.000 d'habitants, la population européenne ne dépasse guère 1500 à 2000.

Climat. — Le Tonkin a un climat tout-à-fait exceptionnel pour la zone tropicale 1). Les saisons y sont marquées, un peu comme dans la zone chaude intermédiaire à la zone tempérée et à la zone tropicale.

Sans doute l'hiver que nous observons ici n'est que relatif, mais enfin il existe nettement tranché.

De novembre à mars, on compte cinq mois tempérés, en janvier on observe des températures de 8 et même 7⁰. Durant le mois de février de forts brouillards voilent presque constamment l'atmosphère, il règne une forte humidité.

Avec avril la situation change et vers la fin de ce mois s'établit l'hivernage des pays tropicaux; en mai et juin les chaleurs sont torrides et atteignent jusqu'à 37⁰. L'atmosphère est lourde chargée d'électricité. Les écarts diurnes et nocturnes se chiffrent tout au plus par 4 ou 5⁰. En juin et juillet, les pluies deviennent torrentielles. Vers la fin d'août, il y a une détente; en septembre, la mousson du nord-est met fin à l'hivernage; à ce moment et durant le mois d'octobre on jouit d'une sorte d'automne assez court. Dans les hauteurs d'ailleurs, la moyenne de la température est plus basse et les hivers sont beaucoup plus accentués.

La capitale est Hanoï sur la rive droite du fleuve rouge (Song-Coi. 150.000 hab.) elle offre à peu près toutes les ressources d'une ville européenne. On a assaini les marécages qui l'entouraient.

1) On y compte au moins 3000 colons européens et fonctionnaires.

Haïphong est le port le plus important 15.000 hab., il est situé au confluent du Cua-Cam et du Song-Tam-Bac, à 20 milles de la mer.

Territoire de Kouang Tchéou Ouan. — Le territoire en question qui nous a été cédé le 10 avril 1898 est situé à mi-chemin entre Haiphong et Hong-Kong. Cette baie située à 50 milles de Leï-Tchéou nous assure la prépondérance dans la vallée du Si-Kiang, elle est située en face de l'île d'Haï-Nan.

Populations. — Au point de vue ethnique l'Indo-Chine française nous offre un mélange extrême, on considère d'habitude sept groupes principaux.

1. Les *aborigènes* comprennent les négritos et les Indonésiens (Moïs, Penongs, Khas). Les premiers sont des nègres de petite taille, brachycéphales qui se retrouvent aux Philippines et dans la Malaisie, ils représentent probablement le fond de la population primitive de l'Indo-Chine; les seconds dolicocéphales au contraire, sont robustes, ils ont une taille plus élevée, leur peau est tantôt jaunâtre, tantôt assez foncée. Toutes ces peuplades sont désignées sous la rubrique de sauvages par les Annamites.

2. *Malais* (Charaïs, Rodès, Penong Piaks, Tiams). Ceux-ci ont une taille au-dessus de la moyenne, leur peau est d'un brun clair ou olivâtre, leurs cheveux sont noirs et raides, leurs yeux noirs sont à peine obliques, ils représentent les débris d'une forte nation malaise vaincue par les Annamites.

3. *Cambodgiens.* Les Cambodgiens, sont peut-être des descendants des Hindous au type aujourd'hui fortement altéré. Ils ont la peau rougeâtre ou brun clair, les cheveux sont noirs et gros, la tête courte, la face large, leurs yeux sont bridés. Ces individus sont plus propres que les Annamites mais manquent d'hygiène sociale, ils sont peu vigoureux en général, ils résistent bien aux traumas et aux opérations, mais peu aux maladies.

4. *Annamites.* Les Annamites forment une race spéciale fortement métissée, à la suite de ses nombreux mélanges avec les populations auxquelles elle a eu affaire, après sa descente des confins du Thibet (Tiams, Chinois). Elle comprend les Tonkinois, les Annamites et les Cochinchinois.

L'Annamite est de petite taille, sa couleur va du brun au ton de la cire vieille. Les cheveux sont longs et raides dans les 2 sexes, les indigènes les relèvent sous forme de chignon. Ils sont brachycéphales, leur face est large, des pommettes sont saillantes, le nez est peu proéminent, les yeux sont un peu obliques et bridés.

5. *Thaïs.* Ces derniers comme les Annamites semblent originaires du Thibet, ils comprennent 3 groupes: les Laotiens, les Siamois, et certaines tribus indépendantes. Cette race présente une taille plus élevée que les Annamites, ils ont une couleur qui tire sur le brun rougeâtre, les cheveux sont-portés courts.

6 et 7. *Chinois, Mètis.* En Indo-Chine on trouve pas mal de Chinois 1((350.000) (coolies, artisans, commerçants usuriers).

D'après ce que nous avous dit en débutant, on peut facilement induire que les mètis sont fort répandus, je ne puis insister sur cette question.

Vêtements. — Ceux qu'on désigne sous le terme générique de „sauvages" en Indo-Chine, (Négritos, Indonésiens, Malais etc.) portent en général des costumes des plus primitifs; les hommes mettent une étroite ceinture dont une des extrémités passe entre les jambes; les femmes portent une pièce de cotonnade entourant la taille. Ces individus se parent de verroteries, de coquillages et s'enroulent des bracelets aux membres, les oreilles sont largement percées (anneaux, morceaux de bois ou d'os). Les Cambodgiens portent une veste courte étroite et un langouti; les riches y joignent une ceinture en soie. Les femmes portent une longue robe et un langouti, les cheveux sont taillés en brosse.

Les Annamites portent dans les deux sexes un costume identique, un large pantalon et une tunique, la tête est couverte d'un turban noir ou bleu, les ruraux ont les pieds le plus souvent nus, dans les villes on fait usage de sandales ou de bottes à la chinoise.

Les Laotiens, portent le langouti et une veste courte, par-dessus laquelle ils jettent une pièce de cotonnade rayée. Les femmes ont une jupe et une écharpe de soie sur la poitrine; elles retiennent leurs cheveux sur la tête à l'aide de longues épingles.

Alimentation. — Le riz forme la base de l'alimentation de l'Annamite, il consomme aussi de la viande et du poisson; en mangeant on boit de l'eau, mais ensuite on prend un verre d'arac (eau de vie de riz) et on fume (hommes, femmes et enfants même). L'alimentation des Cambodgiens se rapproche un peu de la précédente, en général ils vivent plus misérablement.

Les Laotiens consomment du riz, du poisson frais de la viande et des légumes.

Les „Sauvages" vivent très maigrement de quelques céréales, mais surtout de plantes sauvages, de racines, et de divers gibiers, parmi lesquels des choses étranges: lézards, araignées, chauve-souris.

Habitations. — A demi sédentaires les „sauvages" construisent leurs villages dans les clairières des forêts, sur les montagnes ou sur les berges des fleuves; leurs cases sont construites sur pilotis, sur des plates-formes auxquelles on accède par une échelle ou à l'aide d'un tronc d'arbre muni d'encoches. Certains comme les Tiams sont très courageux et ne craignent

---

1) On trouve également des Siamois, des Indous, des Japonais, des Malais une dizaine de mille; les Européens à peu près tous Français (20 à 25000). Il y a en somme près de 400.000 étrangers en Indo-Chine.

pas d'approcher les grands fauves (éléphants, rhinocéros), à bout portant, avec de mauvais fusils.

Chez les Annamites, tantôt les habitations, sont des maisons en briques couvertes de tuiles et agrémentées de vérandas; tantôt elles sont constituées par de simples cases en feuilles de palmier placées à ras de terre sur des pilotis, ou sur des barques.

Les maisons laotiennes sont généralement des cases en bois bâties sur pilotis et surmontées d'un toit pointu.

Le mobilier est constitué la plupart du temps par des nattes et des caisses pour les effets.

Moeurs. — Dans l'Indo-Chine, les religions suivies sont le Taoïsme, le Boudhisme et le Confucianisme (lettrés). Le Brahmanisme a cédé la place au Boudhisme.

Les peuplades dites „Sauvages" ont une industrie primitive, elles vivent de la chasse et de la pêche, l'agriculture chez eux est des plus rudimentaires. Le Cambodgien est bûcheron, l'Annamite est agriculteur, les Laotiens sont agriculteurs et chasseurs.

Les Cambodgiens aiment le théâtre, la danse la musique; l'Annamite aime aussi le théâtre, il est en outre passionné pour les courses et le jeu qui le ruinent et il fume l'opium 1) ou le mange.

La polygamie est admise partout, toutefois les „Sauvages" les Annamites et les Laotiens pauvres, sont plutôt monogames, dans tous les pays, la polygamie est à peu près exclusivement l'apanage des riches.

Les inhumations se font d'une façon variable chez ces divers peuples tantôt les cadavres sont enterrés dans la forêt, tantôt ils sont incinérés, tantôt encore on se contente de les jeter dans les fleuves (individus morts de maladies épidémiques, femmes en couches).

Chez les Annamites on retrouve le culte chinois des ancêtres et quand on veut faire un beau cadeau à un parent, on lui offre un riche cercueil.

Européens. — En face des conditions climatologiques que nous venons d'indiquer, en face de l'hygiène déplorable des indigènes; les Européens une vingtaine de mille (fonctionnaires, armée, colons) doivent redoubler de précautions.

Il faut éviter d'arriver à la saison des pluies (mai à août), le mieux est de s'installer dans le dernier trimestre de l'année.

L'Européen doit mener une vie active, mais il doit se borner à administrer, à surveiller, ou à faire du commerce; à peu près partout, le travail de la terre et le travail industriel lui est interdit.

Toutes les règles de l'hygiène tropicale du côté du vêtement, de

1) Ils se servent encore parfois d'armes empoisonnées (antiarine).

l'habitat, de l'alimentation doivent être rigoureusement suivies. Il y a bien quelques nuances suivant qu'on réside au Tonkin ou en Indo-Chine, mais les précautions particulières à chacune des régions indo-chinoises, se déduiront facilement des différences de climat que nous avons indiquées.

Le séjour de l'Européen dans cette colonie ne doit pas être trop prolongé; même avec une bonne santé et une bonne hygiène, il faut user du rapatriement au moins tous les trois ans si on vit au Tonkin; tous les 2 ans, si on réside en Cochinchine.

Les sanatoria locaux peuvent rendre quelques services (delta du fleuve rouge, Lang-Bian etc.) On sait que les Européens sont traités dans des hôpitaux coloniaux dans les villes, dans des infirmeries de postes dans l'intérieur. Comme on va le voir par le chapitre suivant, les maladies contre lesquelles il faut surtout prendre des mesures prophylactiques sont la dysenterie, la diarrhée chronique, le paludisme qui occasionnent les 2/3 des décès.

Pathologie. — Les progrès de l'hygiène ont fait diminuer dans une assez forte proportion la mortalité et la morbidité, partout où l'administration locale a pu construire des voies de communication, faire assainir les rizières, drainer le sol, augmenter le bien être matériel des habitants (cultures, élevage commerce etc.). L'assistance médicale des indigènes, malheureusement, commence seulement à se former. (Ecole de médecine indigène, hôpitaux indigènes (Saïgon, Pnom-Penh), infirmeries indigènes).

Le paludisme 1) pour être moins fréquent que dans nos colonies africaines, est cependant encore redoutable: dans les deltas marécageux de la côte, dans les rizières, dans les sous-bois de l'intérieur (fièvre des bois). Indépendamment du paludisme, dans les hauteurs boisées de l'Indo-Chine, l'insalubrité provient de l'humidité extrême qui vous fait frissonner, et de l'énorme accumulation de détritus organiques (animaux et végétaux) dont l'âcre odeur vous saisit à la gorge.

Toutes les formes du paludisme tropical s'observent ici: accès pernicieux, rémittentes, rémittentes bilieuses, pseudo-continues, les tierces et quartes d'emblée sont exceptionnelles 2). Les espèces d'anophèles les plus souvent rencontrées par Laveran dans les envois d'Indo-Chine, sont: A. Rossi, Sinensis, Vincenti et A. Martini et pursati (Cambodge).

On observe également la bilieuse hémoglobinurique (Haut Tonkin).

---

1) De 1890 à 1896, le 1/4 des décès des troupes de la marine ont été imputables au paludisme. Dans l'Annam et le Tonkin, la mortalité des troupes européennes est de 7.1 $^0/_{00}$ celle des troupes indigènes, de 6.4 $^0/_0$. La maladie sévit d'avril à novembre, les accès pernicieux sont relativement rares.

2) Ce sont les mois de mai et juin qui sont les plus mauvais; au Cambodge, les mois de janvier et mars sont également très chargés.

Les diverses fièvres éruptives et les oreillons se rencontrent en Indo-Chine. La scarlatine a été signalée au Laos, la dengue a sévi en Cochinchine. La variole est très répandue un peu partout, la rougeole enfin à été donnée comme grave parfois au Cambodge 1).

La fièvre typhoïde qui a sévi sur notre corps expéditionnaire au Tonkin, tend à augmenter de fréquence dans notre colonie d'extrême-orient, surtout en Cochinchine 2).

Les affections des voies respiratoires: bronchites, pleurésies, pneumonies, ne sont pas très fréquentes, principalement dans le sud de l'Indo-Chine; toutefois, la broncho-pneumonie sévit sur nos troupes au Tonkin et la tuberculose pulmonaire exerce encore trop ses ravages un peu partout et surtout dans le nord (Tonkin).

L'influenza a été observée dès 1890 en Cochinchine et au Cambodge. Ici, surtout dans les parties basses de l'Indo-Chine, ce sont les affections abdominales qui prédominent: dysenterie 3), hépatites (abcès du foie), diarrhée de Cochinchine. J'en ai vu les tristes conséquences sur nos coloniaux d'Extrême-Orient (légionnaires); la dysenterie de même que la diarrhée blanche aux selles plâtreuses, accompagnée d'aphtes, atteignent surtout les résidents, les indigènes sont peu sujets à la diarrhée de Cochinchine, dont l'origine reste encore à trouver; on suppose qu'elle se propage par l'eau.

Le béribéri entache la plus grande partie de la presquile Indo-Chinoise, il tue beaucoup de monde dans les prisons (Saïgon, Poulo-Coudor). On en a relevé des foyers un peu partout: Vinh, Culao-Gien, Hué, Pnom-Penh, Hanoï, bords du fleuve rouge et de la rivière claire.

Le choléra 4) (avril, juin) est fréquent en Indo-Chine, la forme fou-

---

1) Autrefois 9 fois sur 10 les indigènes étaient atteints par la maladie, beaucoup mouraient ou devenaient aveugles; c'est surtout pendant les fortes chaleurs que les cas sont graves et fréquents, le défaut d'isolement, la malpropreté (insectes) favorise la dissémination. Jadis on pratiquait et on pratique encore la variolisation voie nasale, piqûres au bras, ou à l'avant-bras. Grâce aux missions itinérantes, grâce au centre vaccinogène de Saïgon (buffions), le fléau recule un peu, mais il y a encore beaucoup à faire, surtout en dehors de la Cochinchine, il faudrait au moins tripler le nombre des vaccinations actuellement pratiquées.

2) Elle est très rare chez l'indigène.

3) On rencontre la dysenterie microbienne (Shiga), forme aigüe, et la dysenterie amibienne (amoeba histolytica), forme chronique. Les enfants sont souvent atteints. Les Européens paient bien entendu de beaucoup le plus lourd tribut dans la proportion de 2 contre 1 en Annam et dans la proportion de 6 contre 1 en Cochinchine.

4) Le fléau sévit à l'état endémique surtout dans les parties basses du pays, près des rivières; lors de la campagne du Tonkin nos troupes ont été très éprouvées 1/6 environ fut atteint, et 1/10 succomba. Ici connue, ailleurs on retrouve les mêmes causes pour l'éclosion et la propagation.

droyante est *souvent observée chez les aborigènes qui sont beaucoup plus sujets à la maladie que les Européens.*

La peste venue de Chine ou de l'Inde, donne aussi lieu à des épidémies, elle vient surtout par les jonques de Pakoï et envahit les ports du nord (épidémies de Vinh 1894, de Nha-Trang 1897—98.)

L'ulcère dit des pays chauds auquel on à donné ici le nom de Plaie annamite est très répandu chez les indigènes, les solutions de continuité du tégument externe dues aux causes les plus diverses peuvent y conduire. C'est à la saison des pluies et dans les pays d'alluvions qu'on rencontre le plus et le mieux l'affection (deltas du Mékong, du Fleuve Rouge, côte de l'Annam); elle semble inconnue chez les peuplades sauvages (Moïs, Khas). La prophylaxie consiste dans les soins hygiéniques des extrémités inférieures et la bonne chaussure.

Jeanselme au cours de sa mission, a bien étudié la distribution géographique de certaines affections qu'on rencontre en Indo-Chine: lèpre, pian, Tokelau etc.

La lèpre existe surtout dans les régions peuplées au même surpeuplées; il y a deux foyers principaux, au sud, le delta du Mékong au nord le delta du Fleuve Rouge. Une sorte de trait d'union s'établit entre ces deux foyers, le long de la côte d'Annam où la population est dense et la lèpre commune. Le Cambodge moins peuplé est moins entaché par la maladie; enfin le Laos où la population est très dispersée, ne présente que quelques îlots par ci par là, il faut tenir compte ici en outre de la rélégation qui est appliquée aux lépreux dans cette dernière contrée.

Le pian qui sévit tout à l'entour de nos possessions d'Indo-Chine (Inde, Birmanie, Siam, Malaisée) existe également dans nos colonies indo-chinoises; on le retrouve dans la Haute-Cochinchine, au Cambodge où il prend le nom de „DamBao"; dans la capitale de ce royaume, à Pnom-Penh, les enfants sont pris dans une très forte proportion.

D'après Jeanselme, la maladie est également fréquente dans les provinces de Battambang et de Siem-Réap, de même qu'autour d'Ang Kor.

Le même auteur pense que la maladie est venue du Siam pour envahir le Bas et le Moyen Laos, la vallée de la Sé-Done est un foyer d'endémie pianique. Au contraire le Haut-Laos parait indemne, il en est de même du Tonkin, il en existe pas exemple divers foyers sur la côte d'Annam, en particulier à Hué, la Capitale 1).

Le *tokelau* d'après Jeanselme, qui l'a le premier signalé en Indo-Chine, doit être rare si même il existe en Cochinchine, par contre la

1) Certains font une place à part à côté du pian, à une affection appelée Ki-Mo, cette maladie qui pour d'autres n'est pas autre choses que le pian, se différencéruit par sa bénignité et l'absence de productions framboesiformes.

teigne imbriquée existe au Cambodge, au Laos et au Tonkin, particulièrement dans le delta du Fleuve Rouge; dans le Haut-Tonkin la maladie est plus discrète.

L'éléphantiasis dit des Arabes, le mycétome se rencontrent dans les diverses parties de notre domaine indo-chinois.

Jeanselme a décrit une *achromie parasitaire* du cou de la face et de la partie supérieure du tronc, la maladie sévit pendant les chaleurs et les pluies, avril à septembre, elle est fréquente dans les provinces de Hatinh et de Tanh-Hoa, dans l'Annam, dans le delta du fleuve rouge et le long de ce dernier jusqu'à Man Hao.

Le même auteur a encore observé le *Ki-Huen* dermatose squamo-vitiligineuse, qui existe à Faïfo sur la côte Annamite et au Laos à Ban-Sok, à Ban-Mung-Koi et la région du Song-Kon.

Citons encore les éruptions déterminées par les arbres à laque; dans le Haut-Tonkin on trouve deux espèces d'arbres à laque; l'un est à petites feuilles (rhus succedanea) et amène surtout des éruptions cutanées, l'autre possède de grandes feuilles c'est le mélamorhea laticifera, sa manipulation donne surtout de l'oedème de la face, des lèvres et des paupières. La sensibilité des Annamites, vis-à-vis de ces accidents, varie beaucoup avec les individus.

Les *maladies vénériennes*, la syphilis en particulier est très répandue en Indo-Chine; cette dernière a ici tous les caractères de la syphilis exotique; son origine est souvent extra génitale (ustensiles divers). La blennorrhagie est si fréquente au Cambodge que les indigènes la considèrent comme une affection obligatoire 1). Dans ces pays, les troupes de la marine paient un lourd tribut à l'affection 204,51 pour 1000 homme (Cochinchine et Cambodge) et 338,57 pour 1000 hommes (Annam, Tonkin). Les Européens out d'ailleurs une large part dans la dissémination des maladies vénériennes, dans toutes les parties de l'Indo-Chine.

L'insolation, les coups de chaleur, sont fréquents et très graves en Indo Chine, l'alcoolisme, les marches forcées y prédisposent, malheur à l'Européen qui abandonne son casque en plein soleil.

Le rhumatisme s'est montré sévère pour nos troupes au Tonkin lors de la conquête, on en a signalé aussi sur certains points de l'Annam.

Les entozoaires sont fréquemment observés chez les indigènes. Filaire du sang ou distomes divers 2), amphistome, taenias, ankylostome.

---

1) Le manque de surveillance, la prostitution clandestine, le manque d'hygiène et de propreté, contribuent beaucoup à l'extension de ces maladies.

2) A Nha-Trang on a signalé la Bilharzia bovis.

Je ne veux pas m'étendre sur la liste innombrable des animaux nuisibles (mouches, moustiques etç.) ; les accidents occasionnés par les grands fauves et par les serpents (Elaps, Bothrops), pour être un peu moins fréquents que dans l'Inde, sont encore très nombreux. Parmi les animaux nuisibles je ferai toutefois une mention spéciale pour les sangsues. Ici en effet à côté des sangsues des eaux con-dia, qui peuvent atteindre jusqu'à 25 centimètres de long sur 5 de large (sangsue buffle) et s'attaquent même aux pachydermes; on rencontre le con-viet, la sangsue terrestre, la sangsue des bois, qui tapie sur les feuilles, guette sa proie et se jette sur le passant avec une incroyable voracité. Les piqûres répétées de ces bêtes peuvent amener des déperditions de sang assez abondantes, et leurs morsures, peuvent d'un autre côté être le point de départ d'un ulcère annamite.

Le *tétanos* est une complication, assez fréquente des plaies, il détermine une mortalité assez grande chez les nouveaux-nés (infection de la plaie ombilicale).

La *rage* est également très répandue surtout dans les régions basses, les individus atteints sont dirigés sur les instituts de Saïgon et du Tonkin (Hanoï).

Je ne ferai que citer les intoxications: alcool, opium 1), haschisch (Cambodge), tabac 2).

Possessions françaises de l'Océanie.

Dès le XVIe siècle, les Français avaient envoyé des navigateurs en Océanie, mais ce n'est que depuis la fin de la première moitié du XIXe siècle, que nous possédons des colonies océaniennes.

Nouvelle Calédonie. (19.820 Kilomètres carrés). C'est là notre principale possession; située dans la partie occidentale du Pacifique, dans l'hémisphère austral, cette île allongée en fuseau, s'étend par 20⁰, 10′ à 22⁰, 26′ de latitude sud et par 161⁰, 30′ et 164⁰, 43′ de longitude est de Paris. Longue de près de 400 Kilomètres, elle n'a pas plus de 50 Kilomètres de large.

Le sol constitué par des terrains primitifs, par des terrains secondaires, des terrains d'alluvions et des roches éruptives, est elevé et montagneux, le plus grand massif occupe le sud de l'île; il n'y a véritablement de plaines que sur les côtes, les montagnes en général assez abruptes sont boisées, les essences forestières sont très variées.

Climat. — Bien que située dans la zone intertropicale, l'île possède un climat très sain et relativement tempéré.

1) Plus dangereux encore pour l'Européen que pour l'indigène.

2) En outre les indigènes chiquent le bètel, coutume répugnante qui leur abime les dents.

Elle est bien ventilée par la brise de mer, par l'alizé du sud-est, qui règne une partie de l'année.

Bien qu'il s'agisse d'un climat marin, on note de forts écarts entre la saison chaude et la saison fraîche. La saison chaude dure du milieu de décembre à la fin de mars, la température moyenne est de 26°, les nuits restent assez bonnes, les températures dépassant 33° sont plutôt rares même aux jours les plus chauds. Les pluies tombent surtout en janvier et février.

Durant la saison fraîche de mai à octobre, le thermomètre oscille le jour entre 20 et 21°, la nuit il descend rarement au-dessous de 8°.

Malheureusement, l'île tous les quatre ou cinq ans est visitée en partie par des cyclones (décembre à mars); à la côte occidentale, de juin à août soufflent parfois des vents d'ouest qui troublent l'atmosphère.

Populations. — Les Aborigènes de la Nelle Calédonie sont des négres mélanisiens (négritos) qui se retrouvent aux Loyalty et aux Nelles Hébrides; ils portent le nom de Papous. De taille au-dessus de la moyenne, leur teint est noir, la barbe et les cheveux sont crépus, les jambes sont minces, la tête est longue et étroite, les nez est large et les lèvres volumineuses, autrefois ils étaient anthropophages.

Vêtements. — Les enfants jeunes sont nus. Les hommes portent un pagne entourant la taille et les parties sexuelles. Ils s'enroulent un morceau d'étoffe autour de la tête et y piquent des plumes, des feuillages; ils portent des bracelets, des colliers, des ceintures, des jarretières en coquillages, ils se tatouent, ou se peignent la figure.

Les jeunes filles portent des ceintures à longues franges, quand elles sont mariées, elles s'enroulent autour de la taille une pièce d'étoffe (topa). Les ornements sont sensiblement les mêmes que pour les hommes.

Habitation. — Le néo-Calédoniens habitent dans des cases construites en roseaux entrelacés, avec un toit en chaume ou en écorce de Niaouli, le peuple a des cases rondes ou rectangulaires, celles des chefs ont un toit conique très elevé et descendant très bas; ces cases sont enfumées, elles n'ont qu'une ouverture, la porte.

Alimentation. — L'alimentation se compose surtout de végétaux, de taro, d'ignames, de bananes, de fruits du cocotier. On mange aussi du poisson, des mollusques, du porc, de la roussette (sorte de chauve-souris), et il n'y a pas très longtemps on consommait de la chair humaine. La géophagie existe également par les temps de disette, la terre comestible trompe seulement la faim. Les aliments sont cuits dans des trous creusés en terre et garnis de pierre.

Moeurs. — Les Néo-Calédoniens sont assez industrieux, ils sont agriculteurs chasseurs et pêcheurs; ils construisent des pirogues à balancier. Ils sont divisés en tribus et commandés par des chefs. Les femmes sont de véritables bêtes de somme, elles peuvent tant qu'elles sont filles se livrer à la prostitution; une fois mariées, elles vivent dans une case à part avec leurs enfants et pour elles l'adultère est puni de mort. Autrefois, l'infanticide féminin était fréquent.

La religion est des plus primitives, ces peuplades croient à des esprits supérieurs bons et mauvais qu'ils prient et auxquels ils font des sacrifices. On croit aux sorciers, aux sortilèges, il y a toute une série de choses qui sont (Tabou) et auxquelles il ne faut point toucher.

Leurs grandes fêtes (pilou-pilou), s'accompagnent de danses, de simulacres de combat et de festins.

Inhumations. — Après lui avoir mis une obole entre les doigts pour son passage, on enveloppe le cadavre dans une natte et on le dépose dans une grotte, un tronc d'arbre, ou même sur une plateforme disposée dans un arbre. Les chefs sont boucanés, peints et enfermésdans leur case qui devient „tabou".

Villes. Le chef lieu de la colonie est Nouméa bâtie sur une presqu'île montagneuse, cette ville est ombragée d'arbres et bien pourvue d'eau; dans la rade se trouve l'île Nou avec son pénitencier.

Les autres villes sont: Canala, Houaïlou, Touho, Ouégoa, et Bourail.

La population de la Nelle Calédonie est d'environ 50.000 habitants. Les blancs comptent pour 23.000, sur lesquels il y a environ 11.000 individus appartenant à population pénale. Les Néo-Calédoniens diminuent avec rapidité.

Dépendances. — Les dépendances de la Nelle Calédonie sont constituées par toute une série d'îles et d'îlots: Iles des pins (relégués), îles Loyalty, Ouvia, Lifou Maré etc., les îles Huon, les îles Chesterfield, Wallis, Horn, l'îlot Clipperton et enfin les Nelles Hébrides qui méritent une mention spéciale.

Nouvelles Hébrides (protectorat Anglo-français). — (13.227 Kilomètres carrés) (65.000 habitants). Archipel montagneux situé dans la zone des moussons. On y trouve des marécages fébrigènes, le climat est chaud et assez humide, elles n'ont pas du tout la même salubrité que la Nelle Calédonie; la chaleur monte prèsqu'à 38° en février, lors de la période pluvieuse. Les saisons sont à peu près les mêmes qu'en Calédonie, toutefois la saison des pluies dure davantage.

Moeurs. — Les habitants se peignent et se tatouent avec du charbon à l'aide d'épines de citronnier sauvages, les cicatrices chéloïdiques ressortent fortement. A Mallicolo on allonge la tête des enfants, dans cette même île, la femme doit coucher sur la tombe de son mari, jusqu'à ce qu'elle se remarie; les cadavres des chefs sont exhumés au bout d'un certain temps, leur tête est peinte et préparée d'une façon spéciale. A Tanna,

Sandwich, les aborigènes se percent les oreilles et le nez pour y mettre des ornements. A Pentecôte, le cadavre du mari est laissé dans la case et les femmes l'émouchent; toutes ces pratiques contreviennent plus ou moins à l'hygiène.

Pathologie. Nelle Calédonie et dépendances. — La Nelle Calédonie bien que possédant pas mal de marais est salubre et indemne de paludisme. Il n'en est pas de même aux Nelles Hébrides où la malaria règne à l'état endémique et se montre fort dangereuse pour les Européens. D'ailleurs on y a trouvé des anophéles.

Par contre la dysenterie existe en Nelle Calédonie et dans les autres îles c'est surtout la dysenterie amibienne qui a été observée. Les Papous sont assez sujets à la pneumonie.

En 1898—1899, 1900, 1901—1903; la Nelle Calédonie a été touchée; par la peste Chinoise.

Le béribéri donne lieu à quelques observations, soit dans les prisons, soit chez les Canaques.

Les Coolies Chinois ont importé la lèpre dans les îles du Pacifique. La maladie frappe lourdement les autochtones de temps à autre les blancs sont eux-mêmes touchés. Citons les principales léproseries du pic des Monts, de l'île des Chèvres et du Cap Bocage; ces léproseries sont au nombre d'une vingtaine, 600 indigènes y sont isolés, un certain nombre de blancs est atteint (léproserie de l'île d'Art).

La tuberculose décime la population indigène (Papous), toutes les formes sont observées.

La dengue a regné en Nelle Calédonie, en 1884—1885; mais c'est la variole parmi les fièvres éruptives qui a surtout une gravité exceptionnelle pour les indigènes, qu'elle décime lorsqu'elle se trouve importée.

La fièvre typhoïde se montre maintenant de temps à autre, elle serait d'importation relativement récente, la constipation est la règle au cours de cette fièvre.

Parmi les affections cutanées citons: le lupus, la gale, l'éléphantiasis, le pityriasis, le Tokelau, le pian (Tonga), les trichophyties cutanées.

La syphilis est sévère, mais toutefois il faut considérer que les affections vénériennes se voient surtout chez les déportés et les ouvriers des mines. Les affections des yeux (conjonctivites) sont fréquentes.

Le rhumatisme est signalé.

---

1) Laveran indique qu'il n'a pas trouvé d'anophèles dans les envois de la Nouvelle Calédonie, par contre il en a trouvé beaucoup dans ceux des Nouvelles Hébrides (Anopheles Farauti).

Le charbon s'observe, le tétanos également, il peut être déterminé par le poison des flèches (terre de marais) 1) (Nelles Hébrides).

Parmi les animaux nuisibles citons: les mouches appelées pangonies, certaines araignées 2), les serpents terrestres et les serpents de mer (Hydrophides), les poissons vénimeux, ou vulnérants (Synancées, Talassophrynes etc).

Signalons seulement quelques intoxications dues aux végétaux toxiques. (Hura crepitans etc.)

Certains poissons sont toxicophores (scorpène, léthrinus, Nambo, Baudroie, Melette, tetrodon et diodon.)

Dans la plupart des tribus, il y a des matrones qui se transmettent la profession de mère en fille. A la naissance, on écrase le nez des garçons et on relève le menton des filles.

Un sorcier spécial est préposé à la circoncision qui se fait par incision longitudinale vers l'âge de 12 à 14 ans, l'opération est l'occasion de réjouissances.

Les aborigènes se servent d'attelles en forme de gouttière pour les fractures, ils pratiquent des scarifications, pansent les blessures avec une sorte d'amadou et des toiles d'araignée, ils se purgent avec l'eau de mer. Le saignement de nez provoqué, est leur remède contre la céphalée.

Le néo-Calédoniens ne vivent pas très vieux et comme nous l'avons dit, la population diminue 3).

Archipel de la Société. — Cet archipel comprend les îles du vent, au sud-est, et les îles sous le vent, au nord-ouest.

Le premier groupe est composé par les îles de Tahiti, Moorea, et des îlots: Tetiaroa et Mehetia.

Tahiti. 4) — (104.215 hectares). 10.750 hab. Entourée par un récif de corail discontinu l'île est très montagneuse et ressemble de loin à un tronc de cône. Il y a des sommets qui atteignent plus de 2000 mètres. Des cours d'eau torrentueux descendent des hauteurs. Le littoral entre la plage et les montagnes est très fertile, il est seul peuplé, il y a pourtant en dehors de cette zone des vallées d'une fertilité extrême.

---

1) Les indigènes laissent putréfier des cadavres d'animaux dans la terre des marais et y trempent leurs flèches sur lesquelles se dèssèchent le vibrion septique et les spores tétaniques.

2) A la Nouvelle Calédonie on rencontre le Micrommata sparassus.

3) La Nouvelle Calédonie possède cinq hôpitaux 2 à Nouméa, 3 à Nou, Bourail et l'ile des Pins, il y a aussi des infirmeries et des léproseries; aux Nouvelles Hébrides, nous avons un petit hôpital Port-Vila, les Anglais possèdent l'établissement plus important d'Ambym.

4) Tahiti est située entre 151° 29′ 53″ et 151° 56′ de longitude ouest et 17° 29′ 30″ et 17° 47′ de latitude sud.

Moorea (1600 habitants), située à 4 lieues de Tahiti, est trois fois plus petite que cette dernière, les îlots de Tetiaroa et Mehetia, plantés de cocotiers sont sans importance.

Climat. — Tahiti est réputé pour la salubrité et la douceur de son climat, les plus grandes chaleurs s'observent durant les pluies de janvier à avril, alors le thermomètre peut monter jusqu'à 33° à l'ombre.

La température baisse à partir de mai, le minimum se produit de juin à octobre, la température ne descend guère au-dessous de 15° même la nuit.

De mai en août, souffle l'alizé du sud est, de janvier à mai, le vent souffle du nord-est et du nord-ouest. La brise de terre appelée „hupe" par les indigènes, souffle la nuit, la brise de mer se lève vers 9 ou 10 heures du matin et cesse vers 2 ou 3 heures de l'après-midi.

Les ouragans sont assez rares.

Populations moeurs. — Les Maoris constituent une population douce de grande beauté de formes, ils aiment le jeu, la danse, la musique 1). A notre contact cette population polynésienne, s'est encore amollie et tend à disparaître; dans l'île de Tahiti, on compte 9000 indigènes, 600 français et un millier d'autres individus: européens divers, Américains et Chinois.

Costume. — Autrefois, les indigènes allaient presque nus, actuellement ils portent une bande d'étoffe voyante (pareu) allant de la ceinture au genou; ils revêtent parfois en plus un tricot de coton ou une chemise; beaucoup tendent à s'habiller à l'européenne.

Les femmes portent une robe d'étoffe légère, sans taille.

La coiffure est représentée par un chapeau de paille, hommes et femmes se parent de fleurs et de verdure; les femmes piquent une fleur de tiaré dans leur chevelure.

Habitation. — Les cases sont en branches de bambou et réunies par des cordes en fibres d'écorce, la toiture est faite de feuilles de pandanus ou de cocotier, la porte est la seule ouverture de ces cases primitives. Elles ont une seule pièce, les indigènes s'y couchent pêle mêle sur des nattes ou de l'herbe sèche. Le mobilier comprend quelques coffres quelques engins de pêche, et quelques ustensiles de cuisine.

Actuellement certains Tahitiens ont des maisons construites en bois sur le modèle des maisons européennes.

Aliments. — Les aliments ont pour base le manioré fruit de l'arbre à pain et le feï banane sauvage, on mange en outre du poisson, du porc, des ignames, du taro, assaisonnés avec du citron et du lait de coco. Sauf le

1) Ils suivent des religions variées: protestantisme, catholicisme, mormonisme.

poisson souvent mangé cru, les autres mets sont cuits au four tahitien (pierres chauffées). On fabrique avec le jus d'orange une boisson fermentée assez enivrante.

Iles sous-le-vent. Les îles sous-le-vent comprennent 9 îles qui ont une origine volcanique ou madréporique, le climat et les moeurs sont sensiblement les mêmes qu'à Tahiti.

Iles Marquises. — (5.246 hab.) Situées entre 7° 50′ et 10° 33′ de latitude sud et 140° 45′ et 143° 5′ de longitude ouest, elles comprennent 11 îles dont 7 seulement sont habitées.

Le climat est salubre et heureusement tempéré par la brise de mer. Les Européens, sans risque, peuvent y faire un assez long séjour.

Tuamotou (îles plates). Cet archipel comporte 80 îles (80,000 hectares), elles ne comptent que 4000 habitants; l'eau de source y manque, le climat est salubre, la population est robuste et laborieuse.

Iles Gambier. (1400 habitants). Ces îles sont situées par 137° 20′ de longitude ouest et 23° 08′ de latitude sud, elles ne présentent qu'un intérêt minime; il en est de même des îles *Toubaï* (4 iles et quelques îlots).

Reste enfin l'île Rapa qui de 6000 a vu sa population tomber à 200 habitants, le climat est pourtant assez sain.

Pathologie. — La pathologie de toutes ces possessions se rapproche grandement de celle de la Nelle Calédonie et nous ne voulons pas nous exposer à des redites.

Le paludisme n'existe pas 1), de temps à autre, les fièvres éruptives sont importées: Rougeole épidémie de 1903; bornons nous à signaler les maladies les plus fréquentes: Tuberculose, lèpre, éléphantiasis, Tokelau, pian, syphilis 2). Le Béribéri a été importé aux îles de la Société.

Le rhumatisme s'observe également.

Certains poissons la „hue" par exemple peuvent donner lieu à des intoxications alimentaires, un autre poisson appelé „nohu" provoque de l'envenimation avec sphacèle.

Possessions d'Amérique.

Amérique du nord.

St. Pierre et Miquelon. — St. Pierre et Miquelon (grande et petite) émergent de l'Atlantique à quelques lieues seulement de Terre-Neuve. La population totale est de 6500 habitants environ.

---

1) Laveran n'a pas trouvé d'anophèles, dans les envois de Papeete.

2) Celle-ci est grave, les indigènes émus surtout par le tertiarisme, se traitent par l'iodure, dont ils absorbent parfois des doses considérables (Tahiti). Aux îles Marquises on a constaté de véritables épidémies de vérole.

Il s'agit surtout de rochers dépourvus de terre végétale, ces îles entourées par la mer sauvage, placées au milieu des brouillards et des vents glacés, ont un aspect maussade et désolé, sous un ciel morne et gris.

La seule industrie est la pêche de la morue qui est pratiquée soit par les habitants, soit par les matelots venus de Bretagne ou de Normandie ; parmi ces derniers, les uns viennent sur leurs goëlettes les autres sont amenés par des vapeurs et embarqués sur des navires St. Pierrais.

Les pêcheurs de l'armement français ont moins à souffrir que les St. Pierrais, qui sont dans les conditions les plus déplorables : sur le banc, à l'aller et au retour. Un contrôle médical sérieux devrait être institué.

On sait d'ailleurs que la charité publique s'est émue et que l'oeuvre des gens de mer, a fait armer un navire hôpital et installer une maison de refuge à St. Pierre. Cette localité possède d'ailleurs un hôpital et on compte en outre 2 lazarets.

Climat. — Le climat est froid, rigoureux; au cours de l'année, la température varie de 21^0 à -20^0, la moyenne est de 5^0 environ, on a vu parfois des écarts diurnes très considérables.

De novembre à avril, le pays est sous la neige. En été, on observe des brumes épaisses.

Pathologie. — Les brusques changements de température sont préjudiciables à ceux qui sont atteints d'affections pulmonaires.

La tuberculose aidée par l'alcoolisme et par le manque d'aération dans des maisons insuffisantes où on s'entasse l'hiver autour d'un poële chauffé au rouge, sévit avec une grande intensité et se montre très meurtrière.

Citons encore: le rhumatisme, la fièvre typhoïde, la grippe, le coup de froid, les congélations, le scorbut, le béribéri nautique, les lymphangites, l'atonie des plaies.

La gale est assez fréquente parmi les pêcheurs, les maladies vénériennes sont plus répandues chez les terriens que chez les matelots, ces derniers à la suite de piqûres d'hameçons, sont souvent atteints de panaris et de phlegmons divers.

Antilles françaises.

Vestiges d'un empire beaucoup plus vaste, les petites Antilles, qui nous sont revenues en 1815, sont: la Guadeloupe et ses dépendances (les Saintes, Marie Galante, la Désirade, St. Barthélémy 1), la partie française de St. Martin), et enfin la Martinique.

Guadeloupe. (170.000 habitants environ). Située par $15^0\ 59'$ et $16^0\ 31'$ de latitude nord et $62^0\ 32'$ et $64^0\ 9'$ de longitude ouest, notre possession

1) Cette île nous est revenue en 1878.

comprend avec ses dépendances (1780 Kil. carrés). La Guadeloupe se compose de 2 îles jumelles, la Basse-Terre et la grande Terre.

Climat. L'année se subdivise en 3 saisons, la saison fraîche de décembre à mai, la saison sèche de mars à juillet et l'hivernage de juillet à novembre.

L'île possède des hauteurs boisées, une certaine fraîcheur règne en montagne, sur la côte, le climat est lourd et chargé d'humidité. La température oscille entre 20 et 32^0, la moyenne est aux alentours de 26^0. Les brises de mer et de terre atténuent un peu la chaleur.

Les vents changent suivant les saisons, le vent du nord souffle en période fraîche, le vent d'est durant la saison sèche et enfin le vent du sud à l'époque des pluies.

Les Ouragans malheureusement ne sont pas rares.

Je n'ai rien à ajouter au sujet du climat des dépendances de la Guadeloupe mentionnées plus haut.

La Martinique. — (182.000 habitants environ). La Martinique une des îles sous-le-vent est située par 14^0 de latitude nord et 62^0 de longitude ouest. L'île est d'origine volcanique, au nord se trouve le Mont Pelée (1350 M.) devenu tristement célèbre par la catastrophe de St. Pierre (8 mai 1902). Les Mornes et les pics de l'île sont coupés de vallées parcourues par des torrents, durant la saison des pluies. On trouve quelques stations minérales; la végétation est des plus luxuriantes.

Climat. — Les écarts de température sont peu marqués. L'humidité est constante, la température moyenne est de 26^0 et comme à la Guadeloupe elle oscille entre 20 et 32^0. Les saisons sont d'ailleurs à peu près les mêmes que dans cette dernière île.

Exposée aux raz de marée, aux tremblements de terre et aux cyclones, la Martinique, depuis le réveil du Pelée, est aussi menacée par les éruptions volcaniques.

Populations. — Peuplées autrefois par les Caraïbes, populations anthropophages, les îles que nous venons de passer en revue, ont une population un peu mélangée. On distingue : les immigrants blancs, jaunes (Chinois), noirs (Hindous et nègres) et enfin les créoles divisés en blancs, noirs et métis. La natalité encore assez forte à la Martinique, tend à baisser d'une façon inquiétante à la Guadeloupe. Les métis sont les plus nombreux; ces populations sont très superstitieuses, croient aux sortilèges, aux sorciers (nègres la plupart du temps).

Ce sont surtout des populations agricoles, elles aiment la danse, la musique, elles ne possèdent pas une grande aptitude pour le travail suivi. L'hygiène corporelle (bains) est assez en faveur.

Le costume n'a rien de caractéristique, sauf chez la femme qui porte une robe collante de coupe spéciale et un fichu sur les épaules, la tête est recouverte du Madras artistement arrangé.

La langue créole est un français très adultéré mélangé d'espagnol.

Les gens aisés se nourrissent à l'européenne, on consomme peu de riz, mais pas mal de manioc. La côte est très poissonneuse, les fruits sont abondants, excellents et variés, les légumes même ceux d'Europe poussent parfaitement, l'alimentation est donc saine et à bon marché.

Villes. — A la Guadeloupe, le chef-lieu est la Basse-Terre 7.000 habitants; bâtie en amphithéâtre sur les contreforts de la soufrière la ville est bien ombragée. Les maisons en bois n'ont qu'un étage. L'eau potable est malheureusement souvent polluée (Dothiénentéric). A signaler le sanatorium de St. Claude (700 M.) et un établissement thermal.

La Pointe-à-Pitre sur la grande Terre (17.000 hab.) est un centre beaucoup plus commerçant, elle est entourée d'eucalyptus, l'eau potable est bien captée et bien amenée.

A la Martinique, St. Pierre qui était autrefois une belle ville et un grand port n'est plus qu'un amas de ruines.

Fort de France (15000 hab.) capitale bâtie elle aussi en amphithéâtre possède de belles promenades, elle a été éprouvée par les tremblements de terre et les cyclones.

Pathologie. — On sait que les Antilles sont un foyer de vomito negro, maladie qui atteint surtout les Européens non acclimatés et les créoles qui ont quitté le pays depuis longtemps, la forme atténuée ou fièvre inflammatoire existe également. La mortalité par fièvre jaune est en moyenne de 26 à 27 % des cas.

Le paludisme est fréquent, mais il est infiniment moins grave que dans nos colonies d'Afrique; à la Martinique, la mortalité est d'environ 1 pour 1000 hommes d'effectif. Les pernicieuses sont peu communes; c'est le sud de l'île qui est le plus atteint.

La Bilieuse hémoglobinurique est rare.

La morbidité par paludisme est par contre assez élevée, surtout à la Guadeloupe, la grande Terre est surtout insalubre, la Pointe à Pitre est bâtie sur un ancien marais; plus de la moitié des hommes de troupe est atteinte. Ici, la bilieuse hémoglobinurique est plus souvent observée.

Certains auteurs rattachent la fièvre à vomissements noirs des enfants au paludisme, d'autres en font du vomito negro.

La dysenterie est sévère, les hépatites sont particulièrement fréquentes pendant la saison des pluies, le dernier semestre de l'année.

Parmi les fièvres éruptives, signalons la variole, la rougeole et la scarlatine qui sont rares, la dengue qui a été observée notamment en 1860.

La variole importée a déterminé parfois des épidémies très meurtrières

(1848—1886). Il y aurait lieu d'être plus sévère pour les vaccinations et on devrait établir un institut vaccinogène.

Le Bériberi a fait son apparition à la Guadeloupe.

La Basse-Terre est assez souvent visitée par la fièvre typhoïde qui sévit également d'une façon sévère à la Martinique, (épidémie de Fort de France (1902)), l'eau est mal captée et mal amenée dans ces villes.

Les noirs sont sujets à la pneumonie.

Le rhumatisme s'observe comme dans toute l'Amérique centrale.

Les cas de lèpre sont graves et nombreux, la forme tuberculeuse domine, la Guadeloupe possède un hospice pour ses lépreux et ceux de la Martinique 1).

L'alcoolisme n'est pas rare, surtout chez les ouvriers employés aux distilleries (tafia, rhum). Cependant le delirium tremens, la folie et le suicide sont peu fréquents chez les natifs.

Parmi les affections cutanées citons : l'éléphantiasis, l'ulcère phagédénique, le pian.

Les maladies vénériennes pullulent surtout dans certains ports (Pointe-à-Pitre, Fort-de France), la prostitution est des plus libres.

Signalons encore les infestations vermineuses (sanguines, cutanées et intestinales), la filaire nocturne, la chique etc.

A la Martinique, dans les champs de cannes à sucre et le long des ruisseaux, on trouve le bothrops dont la piqûre est des plus dangereuses, il y a aussi une espèce de scorpion dont la piqûre est très à redouter.

Citons encore les poissons toxicophores : mérou, bécune, scorpène cailleu-Tassard etc.; les poissons vulnérants : acanthure, diodon etc.

L'araignée crabe (mygale), qui se rencontre en ces lieux, ne détermine pas d'accidents très graves.

A la Guadeloupe, le vanillisme s'observe dans les ateliers où on travaille les gousses.

On connait d'autre part, les accidents produits par le mancenillier et le sablier élastique, je ne saurais insister.

AMÉRIQUE DU SUD.

Guyane française.

Placée entre la Guyane hollandaise et le Brésil, notre possession se trouve entre 2o et 6° de latitude nord et 52° et 57° de longitude ouest. Elle est circonscrite entre deux cours d'eau, le Maroni et l'Ayapok, sa superficie est de 87.000 Kil. carrés : elle compte environ 40.000 habitants 3).

1) Elle a également un hospice d'aliénés.

2) Les Antilles possèdent 2 lazarets à la Pointe-à-Pitre et à Fort de France et 13 hôpitaux 5 à la Martinique, 8 à la Guadeloupe.

3) On compte là-dessus environ 1500 transportés libérés, et 6,500 relégués ou transportés en cours de peine.

La Guyane est recouverte par la forêt vierge qui ne s'arrête qu'à une petite distance de la côte, là elle cède la place aux savanes sèches ou noyées (50 Kil.).

La faune et la flore sont des plus riches.

La côte proprement dite, bordée de palétuviers, est parsemée de marécages. Les montagnes de la Guyane sont peu élevées.

Le chef lieu est Cayenne 13.000 habitants, bien situé au bord de la mer, la brise marine y rafraîchit un peu la température.

Climat. — Comprise entre la zone des alizés du nord et celle des alizés du sud, la Guyane a deux saisons assez tranchées, la saison des pluies principales qui va de novembre à juillet interrompue par un petit été en mars et la saison sèche qui dure 4 mois (juillet à octobre).

Les brises viennent de l'est elles soufflent du nord-est de l'est ou du sud-est suivant la saison.

L'humidité est extrême à toutes les saisons; la quantité d'eau qui tombe, à la saison des pluies est énorme, plus de 3 mètres en moyenne par an; le thermomètre marque 27 à 30° pendant le jour, 25 à 28° pendant la nuit.

Populations. — On trouve là encore à peu près les mêmes populations qu'aux Antilles. Ici toutefois, nous rencontrons des Indiens (Galibi, Roucouyennes, Toupi, Nouragues, Emerillons, Oyampi, Aramichaux etc.). A côté vivent les nègres importés et aussi les blancs et les créoles, nous avons en outre nos condamnés.

Les Indiens et les nègres seuls sont intéressants au point de vue de leurs moeurs particulières.

Les Indiens Galibi vivent à peu près nus, ils sont de petite taille et ont la peau d'un jaune brun, chasseurs et pêcheurs, ils sont d'un naturel placide, mais ne peuvent s'astreindre à aucun travail. Ils s'enduisent le corps de rocou, les femmes portent des colliers, des jarretières en graines, à la lèvre inférieure, elles portent leur arsenal pour l'échiquage.

L'alimentation consiste en farine de manioc, poisson, viande de singe et de porc; les Galibi fabriquent une boisson fermentée le „Cachiri".

Les cases placées près des cours d'eau sont légères et recouvertes de feuilles de palmier qui tombent vers le sol.

Encore un détail particulier, ces Indiens pratiquent la singulière coutume de la „couvade".

Les Roucouyennes de la vallée de l'Aoua se rapprochent beaucoup des Galibis comme moeurs, ils se tatouent, ils ont conservé aussi l'usage des maisons communes. Ils croient aux mauvais esprits, ont des guérisseurs appelés „piays" et brûlent leurs morts.

Les nègres de la Guyane sont composés de decendants d'esclaves et de nègres „marrons" révoltés, ces derniers de haute taille se tatouent;

l'acoutrement est des plus simples et consisté en une pièce d'étoffe qui pend entre les jambes (calimbe).

Leurs cases sont carrées et fermées de tout côté, on n'y laisse qu'une toute petite ouverture pour y pénétrer. Ces nègres chassent le poisson sur leurs pirogues en grignon et bamba 1), ils cultivent le riz et le manioc.

La population libre composée d'Européens et de créoles comporte 22.000 habitants environ, les femmes sont moins nombreuses que les hommes; la natalité est plus faible qu'en France, la morti-natalité est élevée et d'une façon générale, les décès l'emportent de beaucoup sur les naissances.

Les transportés et relégués au nombre de 7 à 8000, ont une mortalité encore beaucoup plus élevée, elle est deux fois plus forte que dans les pénitenciers de la Nelle Calédonie et varie de 65 à 70 $^0/_{00}$; les épidémies de fièvre jaune font de véritables hécatombes.

Le vêtement et l'alimentation des Européens et des créoles, diffèrent peu de ce que nous avons vu aux Antilles.

L'eau potable est en général de qualité plutôt médiocre, toutefois à Cayenne, l'eau du Rorata est très bonne.

Les maisons sont souvent mal construites et mal entretenues, les vidanges se font dans des conditions déplorables, la voirie est laissée aux urubus.

Les bâtiments des pénitenciers (St. Laurent et St. Jean du Maroni, iles du Salut) d'une façon générale, laissent aussi beaucoup à désirer.

Les exploitations dues à la main d'oeuvre pénale sont des plus précaires.

Pathologie. — Le *paludisme* atteint les $^3/_4$ des résidents; les iles de la côte, „iles du salut", sont un peu moins fébrigènes, puis vient le littoral même, enfin les savanes noyées qui sont très insalubres, de même que les parties boisées (placers). L'anémie, la cachexie palustre sont communes; les rémittentes bilieuses dominent, les accès pernicieux sont assez fréquents. Nos transportés paient au paludisme un très fort tribut.

La Bilieuse hémoglobinurique s'observe également.

La *dysenterie* existe sur le littoral et dans les îles:

La *fièvre jaune*, on le sait, a fait un certain nombre d'apparitions à la Guyane, elle est souvent importée, du Brésil notamment, elle donne une mortalité de 30 $^0/_0$.

La *tuberculose* sévit dans les pénitenciers (gardiens et condamnés).

La *lèpre* fait beaucoup de victimes, soit parmi les blancs, soit parmi les Indigènes; on compte plus de 400 lépreux, chiffre énorme pour le nombre d'habitants 40.000 soit 10 $^0/_{00}$. A la léproserie de l'Acarouany, il n'y a pas un 10ème des lépreux qui soit interné.

1) Ces bois sont mauvais conducteurs de l'électricité, ils évitent ainsi les secousses des gymnotes très répandues dans le Maroni.

Notons encore les *fièvres éruptives* (Variole) et les oreillons (Cayenne); la dothiénentérie rare au Maroni et à Cayenne s'observe au contraire aux îles du salut.

Les cas *de béribéri* sont assez communs.

Signalons le *pian* ordinaire et le *pian-bois*, le *bicho* (gangrène épidémique du rectum), le *mycétome*, *l'éléphantiasis*, *l'ulcère des pays chauds.*

On y observe aussi la filariose nocturne.

Les maladies *vénériennes* sont moins fréquentes qu'aux Antilles, la prostitution est entièrement libre.

L'*ankylostomiase* existe comme aux Antilles.

Parmi les infestations cutanées citons, surtout le ver macaque et la chique.

Le groupe des *animaux nuisibles* est fortement représenté: jaguar, caïmans, serpent corail, boa, gymmote, fourmis diverses, araignées (mygale), scorpions, myriapodes.

A la Guyane, il existe des poissons carnivores les „piraï", qui sont d'une extrême voracité et attaquent l'homme et les animaux à la traversée des rivières.

Parmi les intoxications accidentelles citons l'Hura Crepitans qui donne des accidents dysentériformes. A cette liste de maladies, il me faudrait ajouter la liste des affections simulées par les forçâts, leurs supercheries sont un peu partout les mêmes, et j'ai été à même autrefois de les dépister, chez les condamnés de nos pénitenciers d'Algérie. Il faut toutefois noter certaines choses qui ont une certaine couleur locale, la conjonctivite au jéquirity et la dysenterie déterminée par les graines du sablier élastique 2).

Afrique occidentale française.

Dans un premier groupe, on doit placer le Sénégal, la Guinée, ainsi que le Soudan; dans l'autre, il faut envisager nos colonies véritablement équatoriales, c'est-à-dire: les établissements de la côte d'Ivoire, le Dahomey, le Gabon et le Congo.

Sénégal.

Aperçu historique et géographique.

Notre intervention sur la côte occidentale d'Afrique remonte déjà assez loin.

Dès 1626, quelques marchands de Rouen et de Dieppe formant ce que

1) L'Anophèle qu'on rencontre surtout ici, comme dans les Antilles, est l'Anopheles argyrotarsis.

2) L'assistance publique est des plus précaires, Cayenne possède un hôpital, enfin outre la léproserie de l'Acarouany, il existe un lazaret dans la baie de Cayenne.

l'on appelait la *compagnie normande* donnèrent à la France une nouvelle colonie: le Sénégal. — Après de nombreuses vicissitudes, après avoir été pris et repris par les Anglais, Saint-Louis et Gorée nous restèrent enfin en 1814. Ce ne fut d'ailleurs que deux ans plus tard, en 1816, que nous reprîmes véritablement possession de nos établissements au Sénégal. — C'est à ce moment que le vaisseau *la Méduse* se perdit; quand le brick *l'Argus* rencontra le fameux radeau portant les derniers naufragés, il n'y avait plus que 15 hommes encore vivants.

C'est surtout au général Faidherbe, on le sait, que nous devons le Sénégal tel qu'il est aujourd'hui; il le fit de 1854 à 1861, puis de 1863 à 1865.

Le Sénégal placé entre 12^0 et 16^0 degrés de latitude nord, se divise en deux régions; la première, la plus au nord, appartient à la région saharienne en quelque sorte, c'est une sorte de façade du desert sur l'Océan, avec ses dunes, ses marigots, sa végétation rabougrie; la seconde comprend la région où coulent le Sénégal, le Saloun et la Gambie etc.; c'est une région de transition entre la partie aride et la grande forêt de nos possessions de Guinée. Je ne puis m'attarder à la description géographique de ces diverses régions, il me suffit d'indiquer la physionomie particulière à chacune d'elles.

Climat. — La colonie est trop insalubre pour être considérée comme autre chose qu'une colonie d'exploitation.

Les mois de décembre, janvier et février, sont les meilleurs mois pour l'arrivée; les mois de mars, avril et mai sont encore assez bons sur la côte. C'est en somme la saison sèche qui va de décembre à mai, c'est le moment où les arbres perdent leurs feuilles, où les herbes se déssèchent, c'est la saison favorable aux Européens qui peuvent visiter leurs comptoirs. Toutefois, même en cette saison, il est des jours pénibles; la chaleur devient étouffante lorsque souffle le vent du desert, le vent d'Est, le terrible „*harmattan*". Pendant toute cette période sèche les vents alizés soufflent sur la région, ils sont parfois contrariés par des brises locales; on observe aussi des brumes assez épaisses. La température est assez fraîche sur la côte, à St. Louis elle oscille aux alentours de 20 degrés.

L'hivernage ou saison des pluies commence dans les premiers jours de juin et dure jusqu'à la fin de novembre. Les pluies sont presque toujours accompagnées de tornades. Ces bourrasques, coups de vents accompagnés de trombes, de tonnerre et d'éclairs, sont beaucoup plus violentes et beaucoup plus rapides que celles que l'on observe de temps à autres dans les pays tempérés. Pendant cette époque de l'année, les écarts de température sont très faibles, mais l'humidité est constante, le thermomètre marque 30 à 32^0 à l'ombre, c'est le moment où les rivières débordent et remplissent les marigots. C'est la mauvaise époque pour nous autres Européens, car nous supportons très mal cette chaleur humide; ajoutons en outre, que c'est au debut de cette saison que redouble la malaria.

St. Louis la capitale est sans doute plus salubre qu'autrefois, grâce aux travaux d'hygiène entrepris, mais elle laisse encore à désirer, il en est de même de Rufisque bâtie à l'embouchure d'un marigot; Dakar est beaucoup plus salubre, l'île de Gorée constitue une sorte de sanatorium pour l'hivernage. Les autres centres, qui ne sont la plupart du temps que des villages, sont plutôt insalubres.

Races. — La colonie du Sénégal est habitée par des indigènes de race blanche et par des noirs. Les premiers comprennent les Maures, qui occupent la côte Nord, la *côte d'Arguin* comme on l'appelle; parmi ces Maures d'ailleurs, il existe un certain nombre de tribus arabes ou berbères. Au Sénégal, entre la race blanche, représentée par ces tribus, et les noirs il existe une race intermédiaire qui sert pour ainsi-dire de terme de passage, c'est la race peulhe; elle est d'un brun rougeâtre, les traits du visage rappellent ceux des Européens. Du mélange des Peuhls avec les noirs est sortie d'ailleurs une race bâtarde qu'on nomme les Toucouleurs et qui a une certaine importance politique. Parmi les races noires les principales sont les Ouolofs, les Sérères, les Diolas etc. Au Sénégal d'ailleurs, comme en beaucoup de points d'Afrique, on observe dans les races un mélange extrême.

Habitation. — Ici comme dans toutes nos colonies chaudes, d'une façon générale, les Européens n'ont pas recours à la maison type, ils n'assainissent pas suffisamment le sol avant de construire et ne placent pas toujours leurs habitations dans des endroits favorables, enfin ils ne s'occupent pas assez de l'éloignement des immondices, de plus, en temps d'épidémie, la désinfection est nulle le plus souvent.

Les Maures du nord vivent sous la tente faite de bandes d'étoffes (poil de chèvre ou de chameau); les nègres construisent leurs habitations primitives sur divers types, les Sérères habitent des paillottes rondes aux toits pointus, entourées de cours palissadées, d'autres édifient des cases en pisé recouvertes de paille tressée et cloturées avec des palissades en écorce de bambou.

Vêtement. — Le vêtement est surtout constitué par le „boubou" d'indienne bleue, sorte de chemise fendue et sans manches, puis par le pagne et le pantalon large, la tête est couverte d'un bonnet de type variable. Les femmes portent le pagne, dans certaines peuplades leur chevelure est très travaillée et constitue de véritables échafaudages parés de divers ornements. Dans les deux sexes, le cou, les membres supérieurs sont chargés de „gris gris" de bracelets en bois et en divers métaux. En général les jambes et les pieds sont nus.

Alimentation. — Le régime des indigènes est surtout végétarien: Couscouss, riz, millet bouillie de farine. On peut trouver assez facilement du gibier, de la volaille, des oeufs, du laitage, la viande de boucherie est en général de qualité extrêmement médiocre.

Pathologie. — La saison sèche comme nous l'avons dit est relativement propice, mais dès que la saison des pluies est survenue, le paludisme règne en maître chez les Européens.

Au Sénégal, les *fièvres palustres* fournissent tantôt la moitié, tantôt les $^3/_4$ du chiffre total des malades. Les bords des marigots constituent surtout des endroits très dangereux. Les accès pernicieux sont assez fréquents, on peut observer les formes algides et surtout comateuses.

Dans un pays aussi chaud, cela va sans dire, les *coups de chaleur* se voient fréquemment et occasionnent la mort.

Depuis une soixantaine d'années, la fièvre jaune a fait un certain nombre d'apparitions au Sénégal, elle y a été parfois très meurtrière.

Le choléra s'est montré de temps à autre et a décimé les noirs; l'influenza et la variole ont aussi leur place dans la pathologie de cette contrée; la dysenterie sévit dans la population européenne, mais moins que le paludisme.

Parmi les maladies que l'on rencontre chez les indigènes, je signalerai d'abord la *puce chique;* un grand nombre de plaies chez les gens du pays, très peu soigneux d'ailleurs, provient de la présence de cet insecte sous la peau. La *puce ordinaire* et les *moustiques* sont légion.

Les ascarides, les oxyures, le taenia inerme se rencontrent souvent chez les Sénégalais.

Le ver de Guinée (filaire de Médine femelle), provoque assez souvent des abcès chez les indigènes.

La filaire nocturne et l'éléphantiasis ne sont pas rares; on rencontre en outre les filaires diurne et persistante, le craw-craw et la maladie du sommeil.

Il est probable que la Bilharziose se rencontre au Sénégal, mais il n'y a aucune preuve certaine de sa présence.

La *lèpre*, le *mal rouge*, comme on l'appelle dans le pays, est assez répandue, la forme tuberculeuse semble dominer.

L'*ainhum* se rencontre également de temps à autre au Sénégal, ainsi que le mycétome.

Les *maladies vénériennes* et les *maladies cutanées:* herpès circiné, ecthyma, etc...., bien que très fréquentes, ne méritent pas de nous arrêter d'une façon spéciale.

Les bubons dits climatériques, donnent lieu à de véritables petites épidémies.

Le *phagédénisme* complique assez souvent les plaies ainsi que le tétanos.

Les affections thoraciques ne sont pas rares; la phtisie pulmonaire prend parfois une marche suraigue; on sait qu'elle est loin d'être rare chez les indigènes; il en est de même des infections pneumococciques (Marchoux).

Les affections oculaires sont également fréquentes, et ici encore, les granulations exercent en grand leurs ravages.

Notons encore le béribéri et le pian que l'on rencontre depuis la rive gauche du Sénégal.

Chez les Européens, signalons l'alcoolisme, le coup de chaleur et de lumière, la typhoïde et les affections paratyphiques.

Les grands fauves peuvent occasionner de temps à autre des accidents graves, les reptiles également: petit Boa, Corail, Naja, Céraste, Caïman etc.

Guinée française.

Sise entre 9° et 11° 45' de latitude nord et 14° 30' et 17° 30' de longitude ouest, la Guinée française est formée par les anciens territoires des Rivières du sud: Rio-Nunez, Rio-Pongo, Dubre-Ka et Mellacorée.

Historique et aperçu géographique.

Au point de vue historique, je ne veux pas m'étendre sur tous les faits qui se sont passés depuis le début de notre intervention en 1849, jusqu'à notre occupation définitive, laquelle a été précédée de la déclaration de plusieurs protectorats sur les diverses parties du pays.

La côte est basse et découpée par les estuaires plus au moins tortueux des rivières, en arrière se voit la ligne des palmiers à huile; plus à l'intérieur, le terrain devient ondulé, on y trouve une brousse arborescente et les villages sont placés au milieu des Kolatiers et des fromagers. Enfin s'élèvent des plateaux étendus entrecoupés de vallées.

Races. Le pays est habité surtout par les Soussous, on distingue plusieurs peuplades; les Nalous, les Landoumans, les Bagas etc.

Vêtement, Habitation, coutumes.

Pour les hommes, le costume se compose surtout du boubou et d'un petit pantalon s'arrêtant au genou; les femmes portent le pagne, les couleurs préférées sont le rouge, le bleu et le jaune; les hommes portent un bonnet les femmes un foulard; chez les Bagas Forehs hommes et femmes sont nus, un morceau d'étoffe cache les parties génitales.

L'alimentation est à peu de chose près la même qu'au Sénégal.

Les cases rondes ou rectangulaires sont faites d'un clayonnage de branches recouvert d'argile pétrie, la toiture est conique faite de branchages et recouverte de chaume; à l'entour des cases, le sol est en terre battue.

L'esclavage existe, les habitants sont fétichistes, la circoncision est pratiquée chez les garçons et les filles (Boundou). Le poison dépreuve est le Méli; je ne puis passer en revue toutes les fêtes bizarres qui accompagnent: la naissance, le mariage ou la mort dans ce pays où l'on rencontre les coutumes les plus étranges.

Les principales productions du pays sont: l'huile de palme, les arachides, le caoutchouc, l'ivoire, le Copal, la Kola, le riz, le mil et la Sésame.

Pathologie. — Le pays est un peu plus salubre que la Sénégambie; le ver, dit de Guinée, justement, n'y existe pas.

La saison des pluies est ici plus longue, précédée par une période de transition (tornades) elle est surtout marquée par les atteintes du paludisme, la saison sèche qui dure 4 mois, décembre à avril, est plus salubre.

Signalons encore: la bilieuse hémoglobinurique, la dysenterie, la maladie du sommeil, l'éléphantiasis, la lèpre, la syphilis 1), la variole; la fièvre jaune y a fait des apparitions comme au Sénégal.

Le tétanos, l'influenza, la phtisie, la coqueluche, l'asthme se rencontrent encore assez souvent chez les indigènes; l'ulcère serpigineux de la cornée, la cécité due à la variole, à la blennorrhagie ou encore aux granulations, s'observe aussi trop fréquemment.

L'ulcère phagédénique dit des pays chauds, les dermatoses ne sont pas rares (gale, impétigo, teignes). On rencontre les diverses infestations vermineuses, en particulier le ver du Cayor.

Citons enfin le bériběri humide (prisonniers indigènes), le pied de Madura, le pian, la puce chique.

Certains poissons sont vulnérants (Machoigan), on trouve une raie que les indigènes accusent de donner la maladie du sommeil, d'autres ont la réputation de donner la lèpre, on rencontre la torpille, des poissons toxiques etc. Je ne m'appesantis pas sur la faune dangereuse: panthère, léopard, grande hyène, reptiles (python, najah, crocodiles), et sur les insectes nuisibles: guêpes, polistes, fourmis diverses (fourmi cadavre, fourmi rouge, termites) etc.

Soudan.

Passons maintenant à une autre colonie voisine, le Soudan; l'histoire du Soudan français ne commence réellement qu'à partir de l'occupation de ce pays par nos troupes, c'est-à-dire en 1881. Il y avait eu certes avant

1) Non seulement la syphilis est très répandue mais encore la blennorrhagie. En 1598, on compte dans les hôpitaux de la colonie 177 ‰ des journées de traitement pour les affections vénériennes (Européens) et 270, 2 ‰ pour les indigènes.

un nombre considérable d'explorations et de missions, sur lesquelles je ne saurais revenir ici, à propos de géographie médicale.

Je rappellerai seulement que c'est le fils d'un modeste boulanger de Mauzé, dans les Deux Sèvres, René Caillié, qui y passa le premier en 1827 et 1828. René Caillié, cette année là même, pénétra dans la cité mystérieuse de Tombouctou, traversa toute la région Saharienne et revint par le Maroc à Fez, puis à Tanger. L'on sait d'autre part, combien nous avons lutté de temps contre Samory, dont la chute consacra notre victoire définitive.

Topographie. — Le Soudan comprend trois régions bien distinctes : le massif du Fouta-Djallon, le bassin du Haut Sénégal, le bassin du Haut et du Moyen Niger.

Climat. — Au commencement de mai la saison des pluies s'annonce déjà par de fréquentes tornades ; gonflées par les ondées de ces terribles orages, les rivières débordent sur la plaine qui se trouve inondée ; on ne voit plus par ci par là que quelques éminences qui émergent au milieu de cette immense étendue d'eau.

A l'intérieur et tout à l'alentour de ces grands marais fétides, constitués sous le soleil des tropiques, les graminées et les cypéracées abondent dans une luxuriante et éphémère végétation.

A l'heure où cette saison bat son plein, le thermomètre marque entre 25 et 30° le matin, 40 et au-dessus dans le jour et 30° le soir.

Le climat est torride, plus dur peut être encore que dans les régions équatoriales. Dans cet air lourd chargé d'effluves, sous ce ciel toujours en feu, l'Européen ne saurait résister.

Dans le haut-pays, la saison sèche s'établit dès la fin d'octobre, ou les premiers jours de novembre ; en janvier, on observe parfois quelques orages.

Dans le jour le thermomètre marque encore des températures élevées 40° et plus à l'ombre, mais les nuits sont fraîches et le thermomètre descend à 12, 10, 8° et même moins.

A la saison sèche, l'herbe meurt et quand les eaux se retirent, elles laissent sur le sol une sorte de boue limoneuse, les rivières alors découvrent la plus grande partie de leur lit, quand elles ne se dessèchent pas plus ou moins complètement, laissant ici et là quelques flaques d'eau, qui finissent même par disparaître. Dans le pays, la végétation disparait, les arbres rabougris et secs, semblent calcinés, d'ailleurs la main des hommes aide souvent la nature et propage l'incendie.

Sauf dans le massif du Foutah-Djallon, le pays ne présente pas de montagnes ou de plateaux très élevés ; toutes ces altitudes minimes, ne sauraient amener une compensation suffisante aux inconvénients de la latitude.

Démographie. — Deux races principales habitent le Soudan : les *Peuhls* et les *Mandingues.* Nous avons déjà rencontré les premiers au Sénégal, nous savons qu'ils servent d'intermédiaires entre les races blanche et noire ; les seconds sont des nègres qui forment le fond de l'élément noir de notre Soudan. Je passe sous silence les subdivisions de ces races et les races accessoires. Ces populations sont musulmanes ou fétichistes et l'esclavage règne encore parmi elles.

Je ne m'appesantirai pas sur les moeurs de ces peuplades qui ont beaucoup de rapport avec celles du Sénégal.

Pathologie. — Le paludisme avec ses accès pernicieux et la fièvre bilieuse hémoglobinurique forme encore ici le fond de la pathologie, surtout à la saison des pluies.

Signalons les entités morbides suivantes : le béribéri, la dysenterie, l'ulcère phagédénique des pays chauds, l'hypnosie, la lèpre 1), le pied de Madura, le pian.

Sous l'influence du climat et du milieu, les Européens présentent de fréquents accès de colère et de la perversion mentale (Soudanite).

Les affections vermineuses y sont aussi fréquentes qu'en Sénégambie, les vers du sang y pullulent ; filaires : nocturne, diurne et persistante. On y rencontre également le pentastomum constrictum. On a signalé quelques cas de bilharziose.

Les parasites intestinaux et cutanés y sont également très fréquemment observés ; filaires de Médine, (puce chique etc.) il faut toutefois reconnaître que d'une façon générale le Soudan est un peu plus salubre que la Sénégambie.

La faune comporte l'hippopotame, l'éléphant et les grands félins : le lion sans crinière, la panthère, l'hyène, etc. dont on retrouve à chaque instant les traces sur le sol argileux du pays et qui déterminent des accidents encore trop nombreux. Parmi les reptiles signalons : le crocodile, le boa, le trigonocéphale, heureusement assez rare, le serpent noir ou serpent minute, également des plus dangereux.

Les bas fonds, et les quelques oasis de verdure qui y persistent dans la saison sèche, sont l'habitat de colonies de fourmis, de scorpions et de scolopendres de la grande espèce, mentionnons aussi les fourmis blanches ou termites qui construisent des nids en terre battue de 3 et 4 mètres de hauteur et minent les charpentes des habitations.

---

1) Les maladies vénériennes sont très répandues, nos tirailleurs sénégalais sont presque tous syphilitiques ou blennorrhagiques.

Côté d'Ivoire et Côte des esclaves, Dahomey, Porto-Novo.

Côte d'Ivoire. — La Côte d'Ivoire, est la région de la grande forêt le pays boisé, est bordé de lagunes, par suite du conflit entre les eaux de l'Océan et la poussée des fleuves, il y a là sur toute la côte une séric de marigots bordés par des dunes.

Ici déjà, on trouve comme dans les pays équatoriaux deux saisons de pluie, séparées par deux saisons de sécheresse.

La grande saison des pluies va d'avril à la fin de juillet, la petite saison sèche vient ensuite et occupe les mois d'août et de septembre. La petite saison des pluies comprend octobre et novembre; enfin, durant les mois de décembre, janvier, février et mars se déroule la grande saison de sécheresse. La température est assez uniforme dans toutes ces saisons et oscille aux alentours de 27 à 28° comme moyenne; toutefois, on voit un certain fléchissement de la température durant la petite saison sèche.

Pathologie. — La pathologie tient à la fois des contrées que nous venons de voir et de celles que nous allons maintenant envisager; je dois toutefois signaler plus particulièrement ici, le *goundou* ou *anakhré* maladie du gros nez, la maladie se rencontrerait dans la proportion de 1 à 2 % dans les villages des districts de Bettié et de Krinjabo; dans l'Indénié, l'Attié, le Morénou, le Baoulé et l'Esikasso; en somme, dans tout le cours du bas Comoë. C'est le pays de la grande forêt habité par la race Agni-Achanti. Dans cette contrée, les hommes ne sont pas seuls atteints; M. Maclaud a vu à Bettié un jeune chimpanzé qui était porteur de la maladie.

Dahomey et royaume de Porto Novo.

Climat. — Ici, comme à la côte d'Ivoire, nous avons deux saisons pluvieuses et deux saisons sèches.

Au Dahomey on distingue deux zones climatériques assez distinctes, celle des fortes pluies qui va de la côte à Paovignan et celle des pluies moyennes, de ce même lieu, au parallèle de Nikki.

La région basse est très chaude pendant les pluies, au moment de la sécheresse, les journées sont torrides et les nuits froides (14° par le harmattan).

De février à mai, c'est la principale saison des pluies, juin et juillet sont secs, il souffle à cette époque de l'année une brise d'ouest assez fraîche. De la fin de juillet à la fin de septembre, les pluies recommencent, octobre amène une transition, enfin les trois derniers mois et janvier sont secs, on observe des brumes assez épaisses.

Le pays est parcouru par plusieurs rivières: Ayomé, Aroh, Ouémé.

Abomey la capitale du Dahomey est edifiée sur un vaste terrain entouré de jardins et dans un endroit relativement sain; Cana la ville sainte, au contraire est encaissée dans un bas fond peu salubre, Whydah le port dahoméen est construit au milieu des dunes et des marigots.

Porto-Novo s'élève au milieu des fondrières, enfin Kotonou est placé entre la mer et les marécages.

Peuplades. — Les principales peuplades sont les Minas, les Ouatchis, les Djedjis, les Egbas; dans le haut Dahomey, on rencontre les Barihas qui occupent le Borgou et les habitants du Gourma. Les Dahoméens sont en général dissimulés, très insensibles. Les femmes sont mères dès l'âge de 14 ans (1), la décrépitude vient vite.

Le vêtement est à peu de chose près celui des autres nègres déjà envisagés, les femmes ont la tête nue, leurs oreilles sont traversées par des morceaux de bois auxquels sont fixés des Cauris; elles sont de haute stature, ont la voix rude, des traits et des allures masculines 2) (amazones).

Je ne veux pas revenir sur les coutumes barbares qui ensanglantaient ce pays avant notre prise de possession. La religion est très primitive et cruelle, leur principal culte est phallique, ils adorent aussi les serpents, le caïman etc.

L'alimentation est la même à peu de chose près que celle des autres peuplades déjà rencontrées: huile de palme, manioc, igname etc. le fond de la nourriture est l'akassa (boules de farine de maïs fermentée et bouillie), ils mangent très peu de viande et pas de fruits verts.

Pathologie. — A signaler, surtout durant la saison des pluies: le paludisme grave, la bilieuse hémoglobinurique, la dysenterie, les hépatites. Le tétanos, la lèpre et la variole sévissent également, cette dernière est très répandue 3). On observe la fièvre récurrente (Tick fever, ornithodoros moubata).

Gabon et Congo.

Toujours en descendant sur la côte ouest, il me reste, encore à parler du Gabon et du Congo français réunis depuis 1888.

Ce fut en 1839 que nous prîmes pied sur l'estuaire du Gabon, en 1849; Libreville fut construit, mais ce n'est que depuis Savorgnan de Brazza que nous avons là une colonie d'avenir.

Races. — Les peuplades les plus importantes sont: les Pahouins, les Chakés et les Batékès.

Climat. — L'on considère 4 saisons au Gabon et au Congo: 1°. la

1) Elles ont rarement plus de 3 ou 4 enfants.

2) Il nous a encore été donné de voir tout dernièrement ce type, femmes de Behanzin.

3) Au Dahomey, de même qu'en Guinée et à la côte d'Ivoire, les maladies vénériennes sont des plus fréquentes.

grande saison sèche qui va du milieu de mai à octobre; 2°. la petite saison des pluies qui va d'octobre au milieu de décembre; 3°. la petite saison sèche qui dure environ jusqu'à la fin de février, et enfin, 4°. la grande saison des pluies qui s'étend à son tour de la fin de février au milieu de mai. Toutefois, tout en admettant ces distinctions, il faut reconnaître que nous sommes tout près de l'équateur, que par conséquent la température se maintient chaude pendant toute l'année et qu'il n'y a pas de période réparatrice pour l'Européen. Toutefois, au sud de l'équateur, durant les mois de juin, juillet et août, la température tombe de 2 ou 3 degrés en moyenne sur le reste de l'année. La période de l'hivernage avec sa chaleur humide, sa tension électrique et ses pluies diluviennes nous est surtout fatale. Chaque soir, au cours de cette saison, l'on voit éclater un orage d'une violence inconnue dans nos régions.

Grâce au courant antarctique les régions du littoral, surtout celles situées au-dessous de l'équateur jouissent d'une température moyenne un peu moins élevée (26°); dans l'intérieur, la température s'élève comme moyenne à 29 et 30°.

Les variations diurnes sont en moyenne de 7 à 8°. Dans l'intérieur, sur certains plateaux, les variations nycthémérales sont assez marquées (Sangha).

Il y a deux ports: Libreville placé à l'estuaire du Congo et Loango, situé au milieu des dunes et des marécages, bordés de palétuviers et de manguiers.

Citons encore: Brazzaville, centre commercial important sur le Congo, Franceville et Lambaréné sur l'Ogoué.

Pathologie. — Toutes les formes *d'accès pernicieux* se rencontrent fréquemment au Gabon et au Congo français; la forme ataxique, la forme comateuse, etc. . . .

Bien entendu comme dans nos précédentes colonies, nous retrouvons la *bilieuse hémoglobinurique.*

Depuis l'arrivée des Européens, les affections vénériennes sont répandues dans le Bangoussa, il en est de même dans le Chari et l'Oubanghi qui font du commerce avec la Tripolitaine. Les Pahouins qui communiquent facilement avec la côte sont aussi très touchés, les Bakotas au contraire plus isolés, ignorent à peu près la syphilis.

Afin de ne pas revenir sur ce que j'ai déjà dit, je ne signalerai ici que les quelques particularités intéressantes, la pathologie étant en somme assez semblable à celle des colonies de la côte de Guinée.

La trypanosomiase humaine (maladie du sommeil 1), et fièvre à trypano-

---

1) Voir géographie médicale de cette maladie.

somes), le craw-craw, le pian existent dans ce pays. Au Gabon, le pian prend le nom d'Abou Koué, au Congo on l'appelle Tétia, enfin les Pahouins le dénomment Mébarrha.

Parmi les *parasites* je signalerai simplement la *filaria loa*, ver de 30 à 60 millimètres de long, pointu à une extrémité, obtus à l'autre et qui siège sous la conjonctive des Aborigènes. Les nègres vont souvent le chercher à l'aide d'une épine quelconque, ce loa n'est pas autre chose, que la forme adulte de l'embryon diurne (filaria diurna).

D'ailleurs, empressons-nous de le dire, toutes les espèces de *filaires*, et en général tous les *parasites:* sanguins, viscéraux ou cutanés, se rencontrent chez les indigènes du Gabon et du Congo. La bilharziose n'a pas encore été notée, mais elle doit certainement exister comme dans l'Angola 1).

Ici nous retrouvons encore les fameuses épreuves juridiques du feu, de l'huile bouillante et du poison, le *Mbondou*, écorce d'une strychnée qui n'empoisonne d'ailleurs que le maladroit, ou celui qui n'a pas su s'entendre avec la justice.

Dans toutes ces contrées de la côte ouest d'Afrique où l'assistance publique est si précaire, l'hygiène aussi rigoureuse que possible doit tendre à préserver l'Européen des maladies si nombreuses qui sévissent dans ces pays si inhospitaliers pour le blanc.

C'est ici plus que jamais, qu'il faut appliquer toutes les règles prescrites pour le vêtement, l'habitation et l'alimentation, dans les pays tropicaux et équatoriaux.

Non seulement les Européens feront de la prophylaxie pour eux-mêmes s'ils veulent y vivre et prospérer, mais encore ils essaieront par tous les moyens possibles d'en faire bénéficier les indigènes qui sont leurs auxiliaires *indispensables* pour l'exploitation du pays.

Ces indigènes, ignorants, livrés à leurs guérisseurs, ont besoin d'être dirigés, à la fois d'une façon ferme et bienveillante; en outre, il faut se rappeler qu'ils constituent un réel danger 2), en raison des parasites sanguicoles qu'ils portent surtout et que les insectes suceurs peuvent nous inoculer.

Afrique orientale française.

Dans l'Afrique orientale, la France possède actuellement d'importantes colonies; sur le continent même, nous sommes, il est vrai, assez pauvres,

1) Inutile d'insister sur la faune nuisible qui est sensiblement la même que celle des contrées déjà décrites.

2) Il y a de ce fait un interêt majeur à séparer de plus en plus les agglomérations européennes, des villages nègres.

puisque nous ne possédons qu'Obock et une bande de territoire, la Somalie française; mais nous avons en revanche presque toutes les îles africaines de l'Océan indien : La Réunion, Mayotte, les Comores, Nossi-Bé, Sainte-Marie-de-Madagascar et Madagascar. La géographie médicale de cette partie de l'Afrique doit donc nous intéresser au plus haut point.

Continent. — Il me faut tout d'abord dire quelques mots de nos possessions des parages de la mer Rouge, bien distinctes et bien distantes du gros de nos colonies de l'est.

Dès 1855 un Français nommé Henri Lambert prépara l'annexion du territoire d'Obock; il mourut malheureusement trop tôt; en 1862, un traité fut conclu, mais ce ne fut qu'en 1884 que nous occupâmes Obock d'une façon officielle et effective.

Un peu plus tard, en 1885, nous établissions notre protectorat sur Tadjourah, et enfin en 1888 sur Djibouti et une partie de la côte Somalie.

Climat. — Dans ces contrées inhospitalières, il n'y a guère que deux saisons: la saison chaude va d'avril à octobre, la température oscille entre 30 et 40°, pendant cette saison à Obock, il n'est pas rare de noter des températures de 45 à 50°; la saison fraîche s'établit d'octobre à mars à cette époque la température moyenne oscille entre 23 et 25°.

Aux mois de juin, de juillet et d'août souffle, le *khamsin*, qui vient du nord ou du nord-ouest et remplace la *mousson*. Ce vent, qui passe sur les régions désertiques, est sec et brûlant comme le simoun et le siroco. En dehors de ce vent, c'est la mousson du sud-ouest qui souffle pendant l'été et la mousson du nord-est pendant la saison fraîche. Il tombe très peu d'eau, même pendant la saison hivernale.

En somme sur cette zone désertique de 250 à 300 kilomètres de large placée entre la mer et le plateau éthiopien nous possédons quelques bons abris pour nos vaisseaux et un dépôt de charbon. Depuis que nous occupons la côte Somalie, nous avons en outre quelques points de ravitaillement et le moyen de faire du commerce avec l'intérieur. Durant la campagne de Madagascar, nous avons su tirer de là quelques auxiliaires. De toute façon, l'on ne peut voir là une colonie d'avenir, le pays est trop aride et ressemble trop aux régions désertiques, sauf peut-être dans certains points de la Somalie, et la *vallée d'Obock*, appelée encore la *vallée des jardins*. Il ne faudrait pas se laisser influencer par ce titre pompeux, et on doit se dire que tout est relatif en ce monde.

Dans toute la contrée, la faune et la flore saharienne dominent.

Races. — Les populations qui habitent ces contrées sont au nombre de trois: les *Danakils*, les *Somalis* et les *Gallas*. Toutes ces populations sont noires; les premiers, les Danakils, sont peu assimilables, les Somalis et les Gallas au contraire sont commerçants et agriculteurs, c'est là qu'on se ravitaille, comme je l'indiquais tout à l'heure.

Pathologie. — Sur ces bords brûlés de la mer Rouge, les *coups de chaleur* sont très fréquents et très dangereux 1).

Les maladies les plus fréquentes sont: les *ulcères*, les *affections cutanées* en général, les *maux d'yeux* et *d'oreilles*, ainsi que les *inflammations du tube digestif* 2).

Le *paludisme* se rencontre sur la côte basse et vaseuse et bordée de palétuviers.

Depuis 1839, le *choléra* y a déjà fait cinq apparitions.

La *variole* est extrêmement fréquente.

Il en est de même de la *dengue*, maladie très caractéristique avec son éruption dichrone et ses douleurs excruciantes.

La *rougeole* et la *coqueluche* ont été notées, mais sont par contre assez rares.

La *peste* n'a jamais été signalée.

La *tuberculose* est fréquente chez les Somalis ainsi qu'on a pu le constater durant la campagne de Madagascar chez nos convoyeurs 3).

Citons encore la bilharziose et le pied de Madura (variété grise) dues à l'Oospora et l'Indiella Somaliensis, variété noire (Aspergillus Bouffardi).

Les ténias sont très fréquents parmi ces peuplades qui mangent souvent de la viande crue, le Kousso est l'anthelmintique le plus en faveur.

Je dois signaler en terminant une coutume médicale assez bizarre; les Somalis, qui pratiquent la *circoncision* chez les enfants mâles, font subir une opération plus compliquée encore aux petites filles. En effet, il leur pratiquent l'*excision partielle du clitoris* et l'*infibulation* ou *oblitération partielle du vagin* en leur suturant les petites lèvres. Ces dernières ne sont écartées à nouveau, qu'au moment du mariage, grâce à une nouvelle opération pratiquée par les vieilles femmes.

Les Somalis connaissent les ventouses, les scarifications, les pointes de feu. Ils traitent leurs syphilitiques avec le lait de chèvre et la viande de cet animal, le traitement dure un an. La chirurgie est à l'avenant.

Les guerriers enduisent leurs flèches avec un poison très redoutable retiré d'une Apocynée c'est l'*ouabaïne* très voisine de la strophantine, c'est

1) Le casque colonial est indispensable, la colonne vertébrale doit aussi être protégée par une pièce d'étoffe portée sous les vêtements.

2) Abus des condiments, le poivre rouge en particulier.

3) Si la vérole ne parait pas très fréquente à Djibouti, les autres maladies vénériennes y sont répandues.

un poison du coeur qui s'arrête en systole, on s'en sert d'ailleurs depuis quelque temps, dans la thérapeutique européenne.

Iles de l'Océan Indien.

Pour nos autres colonies de l'Océan Indien; on doit établir deux groupes, car il y a deux types assez distincts: la Réunion d'abord, puis Madagascar et les îles qui l'entourent.

Ile de la Réunion.

Vieille colonie déjà, l'île de la Réunion (2,500 Kil. carrés), nous appartient depuis l'année 1638; de 1810 à 1815, elle passa à l'Angleterre, puis nous fut ensuite rétrocédée.

Topographie. — La Réunion placée dans l'hémisphère sud, un peu au-dessus de la ligne du Tropique, se trouve par 20° 51′ et 21° 22′ de latitude sud et entre 52° 55′ et 53° 34′ de longitude est, elle fait partie du groupe des Mascareignes; elle est séparée de Madagascar par une distance de 140 lieues. Cette île est de formation volcanique, on y rencontre encore un volcan en pleine évolution, le Grand-Brûlé. Les rivières sont torrentueuses; il existe dans l'île un certain nombre de sources sulfureuses (Mafatte etc.) et ferrugineuses froides (Gonnefroy, Laferrière et St. François). Signalons encore Salazie au pied du piton des neiges (800 m. d'altitude, eaux gazeuses sodiques 30°).

Les villes de St. Denis et de St. Pierre sont de belles localités, propres, bien ombragées et pourvues d'eau; la température y est un peu plus élevée qu'à St. Paul.

Au-dessus de St. Denis se trouve le sanatorium de St. François (400 M.).

Races. — Lorsque quelques Français abordèrent dans l'île, en 1663, il n'y avait aucun habitant; aujourd'hui, on en compte près de 175.000, toutefois la population baisse puis qu'elle était de 200.000 en 1850.

La population est ainsi composée: Blancs, Créoles, Hindous, Malgaches, Cafres, Chinois, Arabes.

Faune et flore. — La faune est très pauvre; presque tous les animaux comme les hommes ont été importés; un seul animal, la tortue de terre, semblait foisonner autrefois, certaines plages en étaient pour ainsi dire pavées. Il n'y a pas d'animaux nuisibles, sauf quelques parasites.

La flore est par contre extrêmement riche: canne à sucre, café, vanille, coton.

Climat. — L'année à la Réunion se divise en deux saisons. L'hivernage va de novembre à avril, c'est l'époque des grandes chaleurs, des cyclones et des grandes pluies; la belle saison ou saison fraîche s'étend au contraire de mai à octobre. Ce qu'il y a de plus spécial et de plus redoutable dans la climatologie de l'île, c'est la fréquence des cyclones qui ont sévi avec une violence inouïe une quarantaine de fois depuis le commencement du XIXe siècle, c'est surtout pendant l'hivernage, comme je le disais tout à l'heure et particulièrement pendant le mois de février que ces fléaux s'abattent sur l'île.

Les plus hautes températures s'observent en janvier, la moyenne annuelle est de 25 à 26°, la moyenne des minima est de 12° et la moyenne des maxima de 36°.

Le vent du sud-est, souffle à peu près toute l'année sur la côte orientale de l'île, il redouble en juin, juillet et août ; à l'opposite, les vents d'ouest plus chauds prédominent au-contraire.

Pathologie. — Autrefois l'île avait une réputation d'extrême salubrité, on n'y connaissait pas en particulier le *paludisme*, cette pierre d'achoppement de la colonisation sous les tropiques. Il n'en est plus de même malheureusement depuis 1869, la fièvre paludéenne a fait à cette époque son apparition et a même cruellement frappé la colonie. Au début, en 1869 et en 1873, il y a eu de véritables poussées épidémiques de paludisme. Aujourd'hui, on constate de temps à autre des accès pernicieux ; les mêmes faits se sont produits exactement, aux îles Maurice et Rodrigue.

La *dysenterie* a été observée à la Réunion bien avant la fièvre intermittente.

Le *typhus récurrent* a règné à l'état épidémique à l'île la Réunion en 1864.

La peste y a fait plusieurs apparitions dans ces dernières années, (1899—1900, 1901), d'ailleurs avec la rapidité toujours plus grande de la navigation, l'île est de plus en plus menacée par les arrivages morbides de l'Inde.

La lèpre existe dans l'ile, il y a une seule léproserie, d'ailleurs insuffisante près de St. Denis.

La fièvre typhoïde sévit à l'état endémique; la tuberculose depuis quelques années augmente ses ravages, elle a souvent une allure assez aigüe.

Le charbon est assez fréquent dans certains districts de l'île (St. Paul).

Le Béribéri très rare autrefois, augmente de fréquence.

Mais ce qui domine de beaucoup la pathologie de cette île, relativement encore assez salubre, ce sont les *maladies du système lymphatique* et surtout *l'hématurie* sous ses diverses formes. L'île fait partie du domaine géographique de la *filaire nocturne*, on y trouve donc l'*éléphantiasis* et l'*hémato-chylurie.*

De plus, ainsi que Rathelot semble l'indiquer la *bilharziose* n'est pas non plus étrangère à certaines hématuries constatées dans le pays. Toutefois la chose n'a pas été démontrée avec la même netteté que pour Maurice (Chevreau et de Chazal).

Les affections vénériennes sont aussi très répandues 1) à la Réunion, à St. Denis le 5ème des entrées à l'hôpital est fourni par les maladies vénériennes. Dans l'armée on trouve un pourcentage de 258 pour 1000 hommes.

La puce chique importée comme à Madagascar, s'est rapidement propagée dans l'île Bourbon.

Madagascar et les îles qui l'environnent.

Passons à nos autres colonies de l'est: Madagascar et les îles qui se rencontrent dans ses parages: Mayotte, les Comores, Nossi-Bé, Sainte-Marie. Commençons tous d'abord par l'île Malgache.

Connue des Arabes très probablement depuis le VIIe siècle, la grande île de Madagascar, le perle de l'Océan Indien, après une tentative infructueuse de colonisation de la part des Portugais au XVe et au XVIe siècle, passa dès lors aux Français. Louis XIII, en 1642, concéda l'île Dauphine et les îles voisines à la compagnie d'Orient. Je ne puis m'étendre sur l'histoire déjà longue de cette île, depuis cette époque jusqu'à nos jours. On sait qu'après toute une série de fautes, dont nous sommes malheureusement coutumiers, en fait de colonisation, nous sommes enfin décidés à nous emparer de l'île et à y imposer notre protectorat.

Topographie. — L'île de Madagascar comprise entre 11° 57 et 25° 38 de latitude sud et 40° 55 et 48° 7 de longitude ouest; est, avec le Groënland, la Nouvelle Guinée et Bornéo, une des plus grandes îles de notre planète; elle mesure 1625 kilomètres de long sur 580 kilomètres de large. Bien exposée aux vents alizés de la mer des Indes, l'île est richement approvisionnée d'eaux courantes, sauf dans sa partie méridionale.

La littoral sur le versant oriental de l'île est abrupt, à l'opposite on rencontre au contraire une côte basse et marécageuse; l'intérieur de l'île est occupé par de Hauts-Plateaux (1100 à 1200 M.), compris entre deux chaînes qui se profilent parallèlement à la côte orientale dont elles se trouvent plus rapprochées; ces chaînes envoient d'ailleurs mourir vers la côte occidentale des contreforts, coupés de vallées, où coulent des rivières et des torrents. D'ailleurs grâce à la disposition que nous venons d'indiquer,

---

1) Il en est de même à Mayotte à la Grande Comore, à Aujouan à Moheli dont nous parlerons plus loin.

les cours d'eau du versant occidental ont un plus long parcours. Madagascar comporte aussi quelques grands lacs: lac Itazy (centre) Alaotra (ouest), Kinkory (nord-ouest) etc.

Les communications à travers le pays sont difficiles, sauf entre Tamatave et Tananarive on est obligé de voyager à cheval ou en filanjana.

Flore et faune. — La flore se rapproche de la flore d'Asie et d'Australie 1), elle est surtout riche sur la côte est. Le blé, le maïs, l'orge poussent admirablement; le riz et le manioc, cultivés par les indigènes, forment la base de leur nourriture. Signalons parmi les produits végétaux les plus importants: la canne à sucre, le cocotier, le manguier, le raphia, le ranevala, le ricin, le sésame, les arachides, la cannelle, l'acajou, l'ébène, le bois de rose et de santal, etc.... Le café, le tabac, la vanille peuvent également être cultivés avec fruit à Madagascar.

La faune est moins variée que la flore; toutefois, elle a une physionomie très particulière. On rencontre des fossiles d'oiseaux et de tortues gigantesques.

Les grands quadrupèdes du continent africain n'existent pas à Madagascar. Citons comme animaux curieux: les *maques*, le *tenrec*, l'*aye-aye*, les *chauves-souris*, d'une grosseur démesurée.

L'animal domestique qui constitue la principale ressource du pays, est le *bœuf à bosse*; malheureusement l'élevage en est fort négligé. On trouve une espèce de mouton très analogue à celui du Cap, la laine qu'il produit est d'excellente qualité.

Les espèces d'oiseaux sont très variées et offrent des analogies frappantes avec celle, de l'extrême-Orient.

Les merles, les *perroquets*, les *ramiers*, pullulent dans les forêts; le gibier d'eau abonde. Parmi les espèces aux couleurs voyantes citons: le *cardinal*, *l'ibis huppé*, la *perruche verte*, l'*oiseau de paradis* etc.

Les *reptiles* sont aussi fort bien représentés, le caméléon est très commun, les caïmans atteignent parfois une longueur de 4 et 5 mètres; on trouve également d'énormes tortues. Les diverses espèces de serpents ne sont pas encore très exactement connues.

Les baies de l'île sont assez poissonneuses, on doit s'y méfier des requins assez nombreux dans ces parages.

Parmi les *insectes* utiles citons: les abeilles, qui donnent un excellent miel, et le ver à soie, dont les Hovas savent carder les produits, pour en faire leurs lambas d'une éclatante blancheur. — Par contre, les insectes

1) Certains d'ailleurs, pensent que Madagascar faisait partie autrefois d'un immense continent s'étendant jusque-là.

2) Les richesses minérales sont considérables (or, plomb, fer, etc.).

nuisibles pullulent: fourmis blanches, moustiques, etc.... La mouche tsé-tsé, si dangereuse, pour les bêtes de somme, existe dans l'île et tue les animaux domestiques 1).

Races. — La population de l'île a de multiples origines, mais la race malayo-polynésienne a la prépondérance, d'ailleurs sur 120 termes usuels dans la langue on rencontre 100 mots malais. Les Hovas, qui étaient les puissants là-bas, lors de notre établissement, ont conservé le type malais; les Sakalaves, qui viennent ensuite ont un type qui se rapproche assez du nègre africain. On les rencontre sur le versant occidental; les Betsiléos, qui habitent le massif central comme les Hovas, n'ont pas comme eux le type malais; enfin les Antankares, qui occupent la partie septentrionale de l'île, se rapprochent beaucoup des Cafres.

On considère 4 races principales à Madagascar: les Hovas 860,000 (Imerina); les Betsileos $1/2$ million (plateau central), les Betsimiraka nègres de la côte est, les Sakalaves nègres également et métis (côte ouest et nord-ouest).

Climat. — Par sa latitude, Madagascar est un pays tropical; grâce à son altitude, dans le centre de l'île, c'est plutôt un pays tempéré. Le climat est assez uniforme, en raison des courants marins.

Les pluies torrentielles tombent d'octobre à mars, sur l'intérieur de l'île, et la côte occidentale; pour la côte orientale, c'est d'octobre à avril, que s'établit la saison pluvieuse. Cette dernière côte, d'ailleurs beaucoup plus saine, où coulent de nombreux cours d'eau, est infiniment plus fertile; parce qu'elle est presque constamment arrosée; elle reçoit en effet un peu d'eau, même en dehors de la saison assignée aux grandes pluies.

Les cyclones octobre à mars, sont plus rares ici qu'aux Mascareignes; les raz-de-marée se voient surtout sur la côte occidentale.

Les tremblements de terre ne sont pas très rares, la tension électrique est très marquée sur les hauts-Plateaux (orages). La foudre fait souvent des victimes.

Alors qu'en janvier, on observe des temperatures de 37° à Tamatave, durant le même mois le thermomètre atteint péniblement 30° à Tananarive.

Les écarts entre les minima et les maxima, de la saison froide, à la saison chaude, se chiffrent par une dizaine de degrès à la côte et par une vingtaine dans l'intérieur.

Il résulte de la climatologie de Madagascar, que nous avons là, à la fois, un peu une colonie de peuplement et une colonie d'exploitation. Sur la côte on peut exploiter certains points pour les cultures tropicales, mais c'est

1) Signalons encore parmi les animaux nuisibles certaines araignées: lathrodecto, Vancoho, etc....

surtout vers le centre que doivent se diriger, les colons (pâturages, céréales).

A la pointe nord, notre port de Diégo-Suarez, ne jouit pas d'un climat très salubre; durant l'hivernage, la température se maintient de 30 à 34° le jour, 29 à 33 la nuit. (Janvier, février, mars, avril); pendant la saison sèche le thermomètre marque 24 à 25° le jour, et 22 à 23° la nuit.

Le poste de Tamatave construit en terrain sablonneux, n'est pas pourvu de bonne eau potable; la moyenne annuelle de la température est élevée, tout près de 24°.

Tananarive qui a au contraire une moyenne de 18°, est assez largement pourvue en sources, battue par les vents à la période sèche, lavée par les grosses pluies de l'hivernage, la ville est assez saine.

Fianarantsoa capitale du Betsileo (1300 M.) — a une moyenne annuelle de 19° —, Tuléar est surtout salubre.

Fort-Dauphin le port méridional (moyenne 23°), est ventilé par les brises du sud venant du large, ce qui abaisse un peu la température.

Madagascar d'origine en partie volcanique, possède quelques sources thermales: Ramoinandro, Antsiravazo (district d'Ambatolampy), Antsirabé sur la route de Tananarive à Fianarantsoa, (Température 36 à 42° alcaline) cette dernière se rapproche un peu de certaines sources de Vichy.

Hygiène des indigènes. Habitation. — L'habitation varie depuis la case la plus rudimentaire chez les Bara, jusqu'à la maison à charpente construite en briques par le Betsiléo; en général, elle est placée sans le moindre discernement.

Vêtement. — Sur la côte les indigènes vivent à peu près nus, les Hovas et les Betsiléos sur les Hauts-plateaux portent une chemise et le lamba. Ici encore nous devons signaler l'imprévoyance des indigènes qui ne savent pas adapter leur façon de se vêtir à la saison et aussi le défaut presqu'absolu de vêtements chez les jeunes enfants.

Alimentation. — Chez l'indigène, la base de l'alimentation est le riz additionné d'épices (piment); les indigènes consomment encore du maïs, des patates du manioc, des haricots de la viande de boeuf et de porc. Ils boivent surtout après le repas (eau bouillie), ils absorbent très peu d'alcool sauf dans quelques peuplades comme les Betsimisarakas.

On compte environ 15,000 Européens à Madagascar.

Hygiène des Européens. — *Habitat.* — La maison doit être munie d'une Vérandah, elle doit être spacieuse et bien aérée, enfin on doit choisir son emplacement avec discernement (paludisme).

Vêtement. — Pendant la saison chaude, surtout à la côte, l'Européen ne peut supporter que les vêtements de toile et la flanelle. A la saison fraîche, il faut se vêtir de drap surtout sur les Hauts-Plateaux; la ceinture de flanelle est de rigueur. Pour éviter, l'influence nocive des rayons solaires (grand et petit coup de soleil) le port du casque est indispensable, enfin, on doit recommander l'usage des lunettes contre la trop grande luminosité.

Alimentation. — L'alimentation, sans exagérer toutefois, doit se rapprocher du régime végétarien de l'indigène, il faut éviter à tout prix l'alcool, et se mettre au régime de l'eau bouillie ou du thé; le lait est en général de mauvaise qualité à Madagascar, ce qui est un obstacle considérable à l'allaitement artificiel des jeunes enfants, difficilement nourris par la mère, souvent anémiée par le paludisme.

Pathologie. — D'une façon générale, Madagascar passe pour insalubre. Ce qui domine ici la pathologie, et nous retrouverons la même chose dans toutes les îles environnantes, c'est le *paludisme*, qui règne en maître sur toute la côte, au niveau des estuaires, au niveau des marais à palétuviers, si redoutés. C'est le paludisme qui a fait le plus de ravages parmi nos troupes durant la conquête. Pendant les expéditions de 1884—85 et de 1895, on a constaté de véritables épidémies palustres. Dans la dernière expédition, notamment, nous avons perdu un homme sur 4, le 1/4 de l'effectif a fondu en 10 mois, soit 6000 hommes; en outre sur trois hommes rapatriés, deux étaient très malades, j'ai pu le voir lors du rapatriement.

On compte une vingtaine, d'espèces de moustiques dans l'île : anophèles, stegomyia, culex etc.

Les canaux qui entourent les rizières, les rizières elles-mêmes après la récolte, les champs destinés à la culture maraîchère, les excavations où le Malgache prend la terre destinée à la construction de son habitation; sont autant de gîtes à anophéles.

Comme je le disais tout à-l'heure, c'est la région basse et marécageuse des côtes qui est la plus dangereuse; mais ici encore il faut établir une distinction entre les deux versants de l'île. Sur la côte ouest, il faut parcourir plus de 200 kilomètres pour sortir de la zone marécageuse; sur la côte est, la zone fébrigène est beaucoup moins étendue, en raison des contreforts assez rapprochés du plateau central. Quelques points de la côte ouest cependant, sont relativement salubres, c'est Nossi-Comba, l'île aux Maques, où nous avions placé un sanatorium.

En dehors de la côte, la fièvre sévit dans les régions boisées, dans les vallées humides de l'île (vallées de Beforono, de l'Angava etc.), signalons en outre le Boeni, les districts de Vonizongo et celui des Sihanakas.

Chez certaines personnes, la fièvre ne s'observe qu'après l'arrivée sur les hauts-plateaux de l'Imérina, mais c'est toujours pendant le parcours dans la zone marécageuse que la fièvre a été contractée; le même fait a été remarqué depuis longtemps dans les sanatoria anglais de l'Inde. Certaines localités, au voisinage même de Tananarive, sont insalubres, et dans la capitale même, on peut contracter la fièvre; mais autrefois les fièvres ainsi prises sur le plateau central étaient rares et le plus souvent assez bénignes, il en était de même dans le Betsiléo.

A l'heure actuelle, depuis les grands travaux éxécutés dans l'île, la fièvre est devenue plus fréquente et plus maligne sur les Hauts-Plateaux, il semble que les travailleurs infestés à la côte, ont permis l'infestation plus grave, des gens du centre.

A Madagascar on rencontre tous les types de fièvre paludéenne: quotidienne, tierce, quarte, continue, rémittente, l'accès bilieux simple ou hémoglobinurique est fréquent. Chez les nouveaux venus, la fièvre revêt en général le type continu ou rémittent, plus tard, elle prend alors son caractère d'intermittence. Les indigènes sont aussi très sévérement atteints.

La *dysenterie* et les *hépatites*, pour être plus rares que la malaria, n'en existent pas moins dans des proportions qui ne sont pas négligeables. Lors de la dernière campagne, beaucoup de soldats européens et indigènes ont été ainsi atteints, il y a eu des abcès du foie et même, sur deux convoyeurs, j'ai trouvé d'assez gros abcès de la rate.

Les *fièvres éruptives* existent à Madagascar. Il est très probable que la *dengue*, qui sévit d'une façon assez générale sur le littoral de l'Océan Indien, ne l'épargne pas. La *rougeole* se voit de temps à autre, à l'état épidémique, sur les enfants, elle est bénigne, comme à la Réunion. La rubéole est très fréquente chez les enfants indigènes, la varicelle ne parait pas très répandue. La *scarlatine* est très rare si tant est qu'elle existe; enfin, la variole fait de nombreuses victimes surtout chez les Antankares, qui habitent, avons nous dit, le nord de l'île. Malgré les constants efforts des médecins, la vaccination n'est pas encore assez répandue; cependant, les populations hova et sakalave, ne semblent pas trop réfractaires à l'inoculation et il faut constater que la fléau a beaucoup diminué depuis l'établissement des deux centres vaccinogènes de Tananarive et de Diego-Suarez.

La peste a touché 5 fois Madagascar, dans ces dernières années: Tamatave en 1898—1899 1900; Majunga en 1902 et tout dernièrement en 1907.

Les relations avec l'Inde et notamment avec Bombay, sont dangereuses à cet égard 1).

Pour ce qui est de la *dothiénentérie*, elle serait très rare chez l'indigène on en signale quelques petites épidémies chez les Européens.

1) Les rats sont d'ailleurs nombreux à Madagascar et peuvent aider à la propagation du fléau.

L'appendicite est également très rare.

Il est une affection qui tient beaucoup de place dans la pathologie malgache et décime les régiments de tirailleurs sakalaves et sénégalais, j'ai nommé le *béribéri*. La forme avec hydropisies est la plus fréquente. On sait qu'il s'agit d'une maladie infectieuse ressemblant beaucoup aux myélites ascendantes à type subaigu. L'affection est surtout caractérisée par de la paraplégie, des troubles de la sensibilité aux extrémités inférieures des membres, par de la dyspuée de l'angoisse précordiale et enfin par des oedèmes des membres inférieurs. La maladie peut s'accompagner de fièvre, ou au contraire évoluer à froid. C'est de préférence pendant la saison fraîche, qu'éclate le bériberi qui donne une mortalité élevée 20 à 40 $^0/_0$ et quelquefois plus; les hommes sont surtout atteints.

A part, la pneumonie qui est très meurtrière ($^1/_4$ des décès, Tananarive), les *affections des voies respiratoires* sont assez rares, en dehors des hauts-plateaux de l'Imérina. La coqueluche et la diphtérie d'observent dans cette région.

La *tuberculose* ne paraît pas non plus extrêmement fréquente, elle se montre surtout sous la forme torpide chez l'Européen, mais elle frappe beaucoup les créoles, les indigènes ne sont pas très atteints 6 $^0/_{00}$; à la côte, la maladie semble plus fréquente et plus aigüe; les tuberculoses chirurgicales sont relativement rares, la tuberculose pulmonaire domine.

Le *tétanos*, comme c'est l'habitude dans les pays tropicaux, est très fréquent à Madagascar, de simples piqûres pour injection de quinine, lors de notre expédition, ont suffi à occasionner son développement. En somme, les plaies les plus insignifiantes, mal soignées, peuvent donner lieu à cette terrible complication, c'est ce qui avait fait croire jadis à cette hérésie, le tétanos spontané. En raison de ce que je viens de dire, on redoublera de précautions pour les soins à donner aux plaies accidentelles ou opératoires, en se souvenant que l'asepsie et l'antisepsie, sont les deux grands moyens prophylactiques du tétanos; le bacille de Nicolaïer 1) ayant besoin d'une symbiose avec des microbes banaux, pour être véritablement nuisible.

Pendant la saison chaude, on voit apparaître les *ulcères phagédéniques*, qui sont loin comme nous l'avons vu d'être particuliers à Madagascar. Cette complication des plaies a décimé nos convoyeurs Kabyles, lors de l'expédition de 1895. A l'époque du rapatriement, j'ai eu à soigner les plus atteints parmi ceux-ci: *ville de Metz ville du Hâvre* 2), etc....

1) Lui-même se rencontre dans les souillures, la terre, les poussières, on sait aussi que la quinine favorise le développement des spores tétaniques.

2) Ceux-là ont été débarqués au lazaret de Matifou où nous étions isolés. (J. Brault. *Annales de dermatologie et de syphiligraphie*, février 1897).

La lèpre est assez répandue à Madagascar, le centre et le sud de l'île sont surtout contaminés ; avant l'occupation, des missions avaient installé des léproseries ; actuellement sur 6000 lépreux, 4000 sont isolés, dans des léproseries officielles, ou privées. Les établissements officiels sont : Manankavaly, Fianarantsoa, Maintirano, Midougy, Souvinandriana, Ambohidratimo.

Le charbon, la morve sont assez répandus dans le centre de l'île, il en est de même de la rage, les chiens errants sont très nombreux, les cas dirigés sur l'institut de Tananarive sont en général très graves.

Le pied de Madura s'observe à Madagascar (Fontoyont cité par Jeanselme). L'actinomycose parait rare.

L'aïnhum moins fréquent que sur la côte occidentale, se rencontre cependant dans l'île.

Le pian porte le nom de *Keisse* ou *Changou* et existe surtout sur la côte.

L'*hydrocèle vaginale* vulgaire, assez répandue chez les créoles, est plus rare chez les aborigènes. On observe également des hydrocèles laiteuses. Madagascar en effet est un foyer de filariose nocturne.

L'éléphantiasis „dit des Arabes" est très commun (Baras, Sakalaves, Betsiléos).

Quant à la *Bilharziose*, il est fort probable qu'elle s'y rencontre, mais je ne connais pas encore d'observation véritablement authentique. Pour ma part, les nombreuses recherches que j'ai faites à cet égard, sur les rapatriés qui revenaient de ce pays, ne m'ont pas permis de déceler les oeufs caractéristiques.

Le toenia inerme est fréquent chez les Européens, moins chez les indigènes qui consomment surtout de la viande bouillie, les Malgaches par contre, présentent souvent des ascarides.

Dans certaines forêts on rencontre la sangsue des bois extrêmement vorace.

La trilogie vénérienne est répandue. La syphilis est très fréquente chez les Hovas, mais il faut se méfier de lui imputer des choses qui ne lui appartiennent par : lupus, gale, lèpre etc., la fréquence de l'hérédo-syphilis, charge pesamment la mortalité infantile qui est très élevée. Comme dans toutes contrées à moeurs faciles, il faut aussi tenir compte du grand nombre de syphilis acquises en bas âge.

La blennorrhagie est également monnaie courante, mal soignée en général, elle aboutit aux rétrécissements et aux abcès urineux.

Le chancre mou est fréquent, les bubons sont devenus assez fréquemment phagédéniques chez nos tirailleurs, au cours de l'expédition 1).

1) Nous en avons observé pas mal d'exemples.

Il n'y a bien entendu aucun contrôle sérieux, vis-à-vis de la prostitution qui s'excerce clandestinement sur une très vaste échelle. Dans les provinces du centre de l'île, les indigènes indemnes de maladies vénériennes constituent presqu'une rareté. L'occupation par les troupes européennes, a contribué un peu partout à la dissémination de ces affections. On comptait en 1897, 335,6 vénériens pour 1000 hommes dans l'élément européen.

Les affections cutanées les plus souvent rencontrées sont : la gale, la phthiriase, les pityriasis, l'ecthyma, les bourbouilles ; on observe également le psoriasis, le vitiligo, l'herpès circiné 1).

En somme, je ne saurais, trop le répéter, la pathologie malgache est surtout dominée par le paludisme, qui sévit principalement sur la côte ouest, la moins favorisée, d'autre part, au point de vue du climat et de la végétation.

En dehors du plateau de l'intérieur, la colonisation a donc plus de chance de prospérer sur la côte orientale, c'est de ce côté, qu'elle doit diriger ses efforts, malheureusement ce qui manque dans l'île c'est la main d'oeuvre qu'on va chercher soit en Afrique, soit en Asie ; d'ici longtemps, en effet, sur bien des points les Européens ne peuvent songer à devenir agriculteurs, en raison justement de l'endémie paludéenne.

Les indigènes des Hauts-Plateaux ne valent pas grand chose comme travailleurs, lorsqu'ils sont transportés à la côte, les Hindous et les Chinois ne donnent pas à beaucoup près un aussi bon rendement que les Zanzibarites et les Sénégalais, on doit recourir franchement aux Africains et laisser de côté les asiatiques, d'ailleurs en général très mal sélectionnés.

Assistance médicale. — On vient de voir, par le précédent exposé, que la morbidité à Madagascar est très chargée ; l'administration a donc du se préoccuper de bonne heure des oeuvres d'assistance médicale, soit pour les Européens, soit pour les indigènes ; cette assistance a surtout été organisée dans ces dernières années par les gouverneurs de l'île.

L'école de médecine de Tananarive instruit des médecins de colonisation indigènes (5 ans d'études pour les médecins, 2 ans pour les sages-femmes).

On compte environ 130 hôpitaux, maternités dispensaires, ou postes médicaux. Pour les maladies vénériennes si répandues, on a créé des consultations, des inspections, il semble qu'on ait ainsi obtenu quelques résultats encourageants.

---

1) Je renvoie aux ouvrages spéciaux, pour les diverses coutumes des habitants de l'île : mariage, retournement des morts, Sarimbavy, poison d'épreuve. Nous avons d'ailleurs déjà parlé de tout cela dans le „Janus" 1901. *Contribution à la géographie médicale des pays chauds.*

Nossi-Bé, Sainte-Marie de Madagascar.

Nossi-Bé, qui signifie mot à mot, l'île Grande, est située près de la côte ouest de Madagascar; nous possédons cette île depuis une soixantaine d'années, depuis 1841. Elle est comme toutes celles, dont nous venons de parler, d'origine volcanique, aucun de ses cours d'eau n'est navigable.

Elle est malsaine à cause de ses nombreux marécages et la fièvre y règne en maîtresse; les 2/3 des décès lui sont imputables.

Citons encore la bilieuse hèmaturique.

On y a signalé aussi des épidémies de *variole* assez meurtrières. La mortalité d'ailleurs est très élevée; elle oscille autour de 80 %. D'une façon générale la pathologie s'éloigne peu de ce que l'on rencontre à Madagascar; il me faut toutefois indiquer le Tokelau qui a été signalé dans l'île Sainte-Marie qui nous a été cédée en 1843; elle se trouve par le nord-est de Madagascar; grâce à son endémie paludéenne, elle possède une réputation d'insalubrité des plus méritées.

Iles Comores.

Mayotte.

Mayotte, île volcanique, acquise par la France en 1843, mesure 30 kilomètres de long sur 20 de large (plus grande largeur), elle a d'ailleurs vaguement la forme d'un triangle.

L'île peu boisée est montagneuse; toutefois les sommets qu'on y rencontre ne dépassent pas 6 à 700 mètres; la côte bordée de palétuviers est marécageuse (marigots).

La population de 10,000 habitants environ, se compose surtout des Mahorés et des Mokoas.

Pathologie. — Ici encore c'est le paludisme qui domine, les types rémittents s'emparent des nouveaux arrivés, les accès pernicieux ne sont pas rares, ainsi que la bilieuse hématurique.

L'insolation, l'hépatite et la dysenterie semblent plus rares ici.

Le béribéri, la filariose fait chez les indigènes les mêmes ravages que dans la grande île (Madagascar).

La variole donne lieu à des épidémies parfois assez meurtrières, témoin celle de 1898.

L'ankylostome duodénal est très fréquent; la chique a été importée récemment.

La lèpre existe chez les Mayottais, les lépreux sont isolés, au nord à l'îlot de Zambourou.

Le phagédénisme complique souvent les plaies; le pian existe également mais n'est pas sévère.

Les affections des yeux sont monnaie courante.

Enfin les maladies vénériennes sont très répandues chez les Mokoas, beaucoup moins chez les autres peuplades de l'île.

Ce que je viens de dire de Mayotte, s'applique de même aux autres Comores, îles également volcaniques, qui portent les noms: de *grande Comore*, de *Moheli*, d'*Anjouan*, et sur lesquelles nous avons placé notre protectorat depuis 1886. Ces îles ont en effet une climatologie et une pathologie très semblables.

NORD-AFRIQUE, AFRIQUE-MINEURE.

ALGÉRIE. TUNISIE.

Hygiène. — Pourvu que l'on veuille bien tenir compte de quelques légères variantes, l'hygiène, de même que la pathologie de l'Algérie et de la Tunisie, peuvent être parfaitement considérées en bloc.

Aperçu historique et géographique. — L'Algérie et la Tunisie maintes fois conquises et reconquises ont successivement appartenu aux Libyens, aux Phéniciens, aux Romains, aux Byzantins, aux Arabes et aux Turcs, avant de nous appartenir, je laisse de côté un certain nombre d'immixtions de moindre importance (Maures, juifs d'Espagne et d'ailleurs etc.).

ALGÉRIE.

Comprise entre 4° 36 de longitude ouest et 6° 16 de longitude est, l'Algérie s'étend de 30° à 37° de latitude nord.

La contrée par elle-même est un tissu géographique très disparate; comme on l'a déjà dit souvent, c'est le pays des contrastes et des communications difficiles 1).

On a l'habitude de subdiviser le pays en un certain nombre de régions typiques.

C'est tout d'abord le littoral qui comporte une zone étroite bordant 1.300 kilomètres de côtes, de Nemours à La Calle.

Au littoral succède le Tell, région qui s'élève du Nord au Sud et renferme à la fois des plaines orientées parallèlement à la côte et des chaînes de montagnes, coupées de profondes vallées, parcourues par des cours d'eau. Ces derniers, torrentueux et débordants à la saison des pluies, découvrent au contraire une bonne partie de leur lit, ou même se dessèchent complètement, quand s'établit la période estivale. A cette époque de l'année, entre les rives bordées de lauriers-roses, on ne voit plus qu'un mince filet d'eau, filtrant au milieu des bancs de sable, ou encore descendant en cascades, sur d'énormes éboulis de cailloux.

---

1) Ce n'est ni une colonie d'exploitation, ni une colonie de peuplement.

Puis viennent les Hauts-Plateaux, constitués malgré leur nom par une dépression sise entre deux chaînes diversement écartées. Dans la cuvette ainsi constituée et qui s'élève en moyenne à la hauteur respectable de 800 mètres d'altitude, s'accumulent les eaux qui forment les chotts ou lacs salés.

Reste enfin, l'immensité de la mer de sable, c'est la région saharienne, avec ses rares îlots de verdure (oasis). Cette région désertique présente une altitude qui décroît de l'Ouest à l'Est.

TUNISIE.

Ce que nous venons de dire de l'Algérie peut s'appliquer en grande partie à la Tunisie 1). Bertholon a divisé cette région en 4 subdivisions suivant le degré de salubrité: 1°. Le nord est (Bizerte, Tunis, La Goulette, Nabeul) région saine; 2°. le nord-ouest Khroumirie (Souk-el-Arba, le Kef etc.) un peu moins salubre; 3°. le Sahel-, Tunisie centrale, (Sousse, Kairouan, Sfax) région très saine; enfin la Tunisie méridionale (Djerba, Gabès, Tozeur) partie chaude, peu favorable à l'acclimatement des Européens, (brusques écarts de température).

Climat. — La situation de nos possessions du Nord Afrique, entre une mer, et un désert, commande un peu leur climatologie. D'une façon générale, la contrée est à ranger dans les climats chauds qui vont de la ligne isotherme + 25° à la ligne + 15°; elle est placée à la limite des vents généraux et des vents variables. L'Algérie et la Tunisie comportent, soit au point de vue de la température, soit au point de vue de l'hygromícité un grand nombre d'individualités régionales, régies par les conditions telluriques: l'altitude, le voisinage de la mer, des marais, des forêts, du désert. Nous ne pouvons descendre dans tous ces détails, nous ne nous occuperons que des principales divisions géographiques généralement admises.

Sur le littoral, dans le Tell, l'année peut se diviser en saison pluvieuse et saison sèche.

Les quatre saisons existent bien, mais le printemps et l'automne, les deux saisons les plus agréables durent très peu.

La saison des pluies s'établit de novembre à avril, le reste de l'année étant occupé par la saison sèche.

Toutefois, le cycle ne se reproduit pas avec la même monotonie que dans les pays plus chauds, il y a des périodes d'années dites sèches et des périodes d'années pluvieuses. Les périodes sèches dominent, elles

---

1) Comme régions naturelles on décrit en Tunisie: La région montagneuse du Nord, le Sahel, les steppes et le sud.

durent de 7 à 20 ans, les périodes pluvieuses de 3 à 5 ans, dans ces années, la pluie peut tomber tardivement jusqu'en juin.

La question des pluies a une très grande importance dans l'Afrique du Nord, d'une façon générale, on considère que les contrées où il ne tombe pas annuellement 40 centimètres d'eau, ne peuvent pas être propres à la culture, à moins d'irriguer; c'est là en quelque sorte une limite imposée à la colonisation.

La plupart du temps, pendant la saison sèche, l'atmosphère est d'une extrême limpidité 1); en plaine, les ondées même faibles sont très rares, en montagne, on observe quelques orages. Quand le siroco souffle, l'air est terni par les poursières sahariennes.

Durant la saison pluvieuse, il tombe beaucoup d'eau, 76 centimètres à Alger, cette eau tombe le plus souvent avec violence, rappelant un peu les averses tropicales, les oueds subitement grossis débordent et dévastent le pays 2).

La température descend rarement au-dessons 7 à 8^0 en hiver (comme maximum bien entendu); en été elle ne s'élève au-dessus de 40^0 que par le vent du sud.

Ce qui rend parfois pénibles les périodes aussi bien estivale qu'hivernale, c'est l'*humidité extrême.*

La tension absolue de la vapeur d'eau est considérable surtout durant les mois d'été 17 et 18 millimètres à Alger. Pour ce qui est de l'humidité relative, c'est à dire du rapport entre la vapeur d'eau contenue et celle que l'air pourrait contenir à la même température, s'il était à saturation; elle varie très peu en général au cours de l'année.

Dans le Tell inférieur, sur les bords de la Méditerranée, en été le faible écart dans les variations diurnes de la température, devient gênant et le sommeil en est troublé. Sur le littoral, les embouchures ensablées et marécageuses des cours d'eau, sont particulièrement insalubres.

La température s'élève très brusquement, dans les premières heures du jour, un peu plus tard, lorsqu'elle n'est pas contrariée, la brise de mer vient un peu tempérer la chaleur.

Sur le littoral, les embouchures ensablées et marécageuses des cours d'eau, sont particulièrement insalubres 3).

---

1) Le matin on voit cependant un brouillard épais dans les bas-fonds, surtout en août et septembre.

2) Le meilleur aménagement des eaux, le reboisement contribuera à régulariser et à améliorer les conditions climatériques de la région. Le reboisement toutefois doit avoir ses limites et respecter les alentours de l'habitation (moustiques).

3) Une partie du lit est en effet à découvert, pendant la bonne saison.

A l'intérieur, dans la zone des Hauts-Plateaux, qu'on qualifie encore de Hautes-Plaines, ou de région des steppes, le climat est déjà plus chaud et plus sec; en été les variations nycthémérales sont aussi beaucoup plus accentuées 1). Par contre, en hiver, le froid est assez rigoureux et on y enregistre des températures de —17 et —18 degrés (Algérie).

Même en dehors des froids rigoureux, avec des températures au voisinage de zéro, quand le vent souffle du nord, on peut voir des accidents graves dus au froid.

Dans la région saharienne, l'absence de pluie régulière, amène une absolue sécheresse; comme dans la région précédente, la luminosité est très intense et le ciel est très pur, en dehors des tempêtes de sable. Par places, des nappes d'eau souterraines amènent la végétation (oasis). Dans le Sahara, les températures sont extrêmes, on peut très bien observer des minima de — 10 degrés en hiver et des maxima de plus de 50° à l'ombre en été, en outre les variations nycthémérales sont plus fortes encore que dans les steppes, on voit des écarts de plus de 30°. — En hiver, dans le désert, après des températures de 30° environ, durant la journée, on trouve très bien l'eau gelée sous la tente, pendant la nuit.

D'une façon générale, le climat est un peu plus chaud en Tunisie (moyenne 18°), les régions des grandes plaines comme celle de la Medjerdah sont très chaudes. De même qu'en Algérie, l'hiver est la saison pluvieuse, il neige en montagne. Sur les plateaux du nord-ouest, on observe des gelées noires, où le thermomètre abrité descend à zéro, les gelées blanches sont encore plus fréquentes, les pluies s'établissent d'octobre en avril; mais il pleut très peu dans la région située au sud de la ligne Kairouan Sousse. Les mois les plus pénibles en été, sont les mois d'août et de septembre, pendant lesquels soufflent les brises chaudes, les vents du sud; par ces temps de siroco, la température arrive parfois jusqu'à près 50 degrés; pendant les mois de juin et juillet au contraire, on voit souffler comme ici, les brises rafraîchissantes du nord et de l'est.

Races. — Européens. — Parmi les Européens plus au moins récemment immigrés en Algérie, nous comptons surtout des Français (400.000), des Espagnols (160.000), des Italiens (40.000) des Anglo-Maltais; les autres sont quantité négligeable. L'immigration espagnole est très importante en Algérie, surtout dans l'Oranie; en Tunisie, les Italiens (Siciliens) (35 à 40.000) dominent au contraire, les Français (25 à 30.000), on y rencontre aussi des Maltais et des Grecs (*pêcheurs*).

En Algérie les Espagnols sont de rudes travailleurs, excellents pour les défrichements; malheureusement, ils sont très souvent atteints par les

1) Les nuits sont plus fraîches.

granulations. L'acclimatement est facilement assuré aux Européens du sud, surtout aux Espagnols et Italiens soit en Algérie, soit dans la Régence ; d'ailleurs lorsqu'on fouille les cimetières antiques qui abondent sur la terre que nous occupons, on découvre que les Romains étaient parfaitement acclimatés dans l'Afrique du nord et y mouraient pour la plupart à un âge très avancé.

Depuis la période de la conquête, en Algérie, les choses sont allées toujours en s'améliorant, et nous sommes désormais bien loin de l'opinion pessimiste de Boudin. Au moment des premiers défrichements, la mortalité était effrayante et dépassait de beaucoup la compensation apportée par les naissances ; mais aujourd'hui c'est l'inverse qui tend à s'établir de plus en plus pour les Européens pris en bloc et pour nous mêmes, qui sommes un peu en retard, sur les immigrants du sud européen.

Bien entendu, tout cela est envisagé d'une façon générale, il faut tenir compte de la zone où vient s'établir l'Européen ; il est évident que l'acclimatement n'est pas le même pour le Tell, les Hauts-Plateaux et la région du Grand Sud. Pour nous Septentrionaux, la région des Hauts-Plateaux, qui par son altitude compense jusqu'à un certain point la latitude, convient mieux que les vallées du Tell où la malaria et la dysenterie, nous attaquent encore et nous décimaient autrefois. C'est encore la dysentérie, qui tue les enfants en bas âge, dans le sud tunisien et algérien et empêche encore l'acclimatement véritable dans ces contrées par trop dissemblables de notre pays d'origine. En somme, même dans ces climats, sauf dans le Tell et les Hauts-Plateaux, nous ne saurions faire souche que d'une façon exceptionnelle. L'homme adulte résiste bien un certain temps, mais les enfants ne sauraient résister et les femmes ne tardent pas à devenir stériles.

Il est une circonstance qui facilite notre acclimatation dans le Nord africain, c'est notre mélange, c'est notre croisement avec les populations qui s'acclimatent d'une façon certaine : les Espagnols, les Italiens du Sud et les Maltais. Il y a un fait très caractéristique à cet égard, les enfants issus de légionnaires : Allemands, Belges et même Russes et de mères Espagnoles, ont toujours montré une mortalité très faible.

Israélites. — A côté des juifs indigènes, il y en a beaucoup d'immigrés (Espagne, Italie, juifs livournais, etc.), à Tunis, ville de 200.000 habitants, on compte plus de 30.000 juifs.

Indigènes musulmans. — Les indigènes musulmans sont environ 4.700.000 en Algérie ; en Tunisie, on ne peut évaluer le chiffre exact de la population : 1.500.000 environ. Ces indigènes se subdivisent en Kabyles ou Berbères, et Arabes. Les Berbères, parmi lesquels on trouve un élément blond très appréciable, paraissent avoir immigré d'Europe devant les

Celtes et s'être mélangés aux Libyens qui occupaient primitivement l'Afrique du Nord, et constituent le fond de la population indigène. Les Kabyles, les Khroumirs, les Mozabites et les Touaregs, types bien disparates au premier abord, appartiennent cependant tous à cette race commune.

Je ne décrirai pas ces divers types bien connus. — Il y a aussi des métis d'Arabes et de Turcs (Coulouglis), ce sont surtout des commerçants.

Les Arabes qui refoulèrent autrefois les Berbères, vers le VIIIe siècle, sont beaucoup moins nombreux.

Au point de vue non seulement de la sociologie, mais encore de l'hygiène, il faut surtout diviser les populations indigènes en *sédentaires* et *nomades*, il existe d'ailleurs des degrés, dans ces deux catégories.

D'une façon générale, les nomades habitent les hautes plaines, ils logent sous la tente et se déplacent de pâturage en pâturage, ils méprisent les sédentaires qui leur semblent un peu déchus. Ces derniers, se fixent surtout dans les parties escarpées et dans les oasis, ils habitent des villages composés des maisons primitives et de gourbis.

Villes. — Les villes du Nord-Afrique sont parfois mal situées surtout au point de vue de l'orientation. L'eau souvent très calcaire encrasse très rapidement les conduites et les réservoirs, cependant certaines villes comme Blidah, Milianah, ont de l'eau de très bonne qualité et en abondance.

Les égouts n'ont pas la pente voulue, la circulation y est défectueuse en raison du manque d'eau et de l'ensablement.

La voirie laisse beaucoup à désirer, les ordures ne sont pas enlevées assez promptement, les moyens de transport sont défectueux.

Habitation. — *Européens.* — Les habitations Européennes des villes, sauf la disposition du toit généralement en terrasse, ne diffèrent en rien de ce que l'on voit en Europe, elles sont toutefois construites rapidement, avec des matériaux légers, les murs présentent peu d'épaisseur, ce qui n'abrite pas suffisamment, ni de la chaleur, ni du froid, les parquets sont carrelés.

Les immigrés pauvres (Espagnols, Italiens, Maltais etc.) habitent des chambres exigües, où il s'entassent parfois, au nombre de 7 ou 8 personnes, vivant dans la plus grande promiscuité.

Les immeubles, où ils se tiennent, sont des plus insalubres à tous les points de vue.

On évite de plus en plus les rues trop étroites comme on les construisait autrefois par crainte de la chaleur; en effet, il faut au contraire rechercher les vastes avenues complantées d'arbres, bien ventilées; les appartements doivent être convenablement exposés pour éviter le soleil durant l'après-midi 1); il faut simplifier le mobilier (tapis, tentures etc.) comme dans tous les pays chauds. A la campagne, les lits doivent être entourés de moustiquaires.

Troupes. — Les casernes bâties par le génie, ressemblent trop à celles de France; dans les bordjs du sud les chambres sont voutées et s'ouvrent sur une galerie intérieure, l'été on couche sur les terrasses. En dehors des garnisons, les troupes ne cantonnent pas en Algérie, elles vivent sous la tente abri, il y fait très chaud le jour et souvent très frais la nuit, il faut s'abriter les yeux.

Habitations indigènes. — Maison mauresque 2), *quartiers indigènes des villes.* — La maison mauresque aux murs épais, aux fenêtres grillagées et étroites, aux portes basses, avec sa cour intérieure, se défend bien de la chaleur, mais elle est souvent humide et médiocrement ventilée 3), les vasques situées dans les cours sont des nids à moustiques. La terrasse qui sert de toit, est très dispendieuse, quand elle est faite dans de bonnes conditions; la plupart du temps, elle se fendille pendant l'été et les pluies s'infiltrent dans les crevasses durant la saison d'hiver.

Dans les quartiers pauvres, l'encombrement, la promiscuité la plus grande, règnent dans ces intérieurs, où chaque chambre abrite une nombreuse famille. Les femmes mauresques, qui ne travaillent pas et restent claustrées, sont dans des conditions hygiéniques les plus défectueuses et ce qui est vrai pour les femmes, est vrai aussi pour les nourrissons qui demeurent auprès d'elles (anémie, tuberculose, etc.).

A l'heure actuelle, où les quartiers européens, empiètent de plus en plus sur les quartiers indigènes dans les grandes villes, les indigènes ne voulant habiter que leurs quartiers et leurs maisons, font du cantonnement de plus en plus resserré, ce qui ne va pas sans de grands inconvénients.

---

1) A la campagne, il faut éviter d'enfouir l'habitation dans la verdure (moustiques, malaria), et la situer trop près des cours d'eau. On n'éloigne pas assez les gourbis des Kammés qui s'installent trop près des fermes. On devrait essayer le système des tinettes ou l'earth système, au moins pour les agglomérations européennes de la campagne.

2) Sans doute, l'architecture mauresque, compte de beaux chefs-d'oeuvre; mais, esthétique à part, la maison mauresque, ne peut avoir la prétention d'être le type de la maison confortable dans les pays chauds. Dans ces pays, l'habitation doit être construite sur pilastres, pour éviter l'humidité et augmenter la surface de ventilation; tout alentour des murs en matériaux durs, à double paroi, doivent courir de vastes vérandahs. Les plafonds seront unis, sans poutres, ni moulures; les planchers carrelés; la toiture, à pans inclinés, sera séparée de l'étage supérieur par un grenier bien ventilé. En pleine campagne, il faut un mur d'enceinte pour augmenter la sécurité trop souvent troublée.

Telles sont les mesures propres à créer une maison salubre aux pays chauds, ce type peut d'ailleurs être simplifié.

3) Les rues sont très étroites.

Les rues des quartiers indigènes se transforment souvent en véritables sentines; au centre, le ruisseau n'est qu'un égoût déguisé et à ciel ouvert; sur les bords, les déjections des enfants, les débris de légumes (côtes de melon, pastèques, etc.), les détritus de toute sorte encombrent le sol et choquent le regard du passant. Par les chaleurs de l'été, on comprend que l'odorat, lui aussi, soit mis à une rude épreuve, quand on pénètre dans ces boyaux mal ventilés.

D'ailleurs, certaines rues habitées par les immigrés sont parfois plus repoussantes encore (quartiers de la Marine et de la Préfecture à Alger par exemple).

Maison Kabyle. — Les Kabyles perchent leurs villages sur les arêtes, sur les hauteurs, ce qui ne les empêche pas de descendre jusque dans les lits des oueds pour les cultiver 1). Ces agglomérations au sommet des mamelons forment des groupements tout à fait pittoresques.

Ces maisons sont très simples, faites de pierres sèches, elles ne possèdent pas *de cheminées*, et pas de fenêtres, souvent, d'ailleurs comme cela existe encore quelque peu dans les fermes de Bretagne, l'étable communique assez largement avec l'habitation des gens.

Ces intérieurs où règne une promiscuité très grande, où l'on rencontre pour tout meuble quelques nattes ou tapis, sont très sales, la vermine y pullule.

Les ustensiles de cuisine sont rares et peu variés, tout le monde mange au même plat, avec la même cuiller.

Les alentours des maisons gardés par des chiens, sont d'une malpropreté repoussante.

Demeures de Troglodytes. — En Tunisie, on rencontre en certains points de nombreuses demeures creusées dans le tuf; parfois ces habitations constituent de véritables ruches creusées au flanc des montagnes, de temps à autre, elles sont très haut situées; il y avait là autrefois, lors des temps trop troublés, une mesure de défense.

Gourbi. — Le gourbi est aussi une installation stable, mais qui offre des conditions encore plus précaires, le plus souvent, il est construit avec des roseaux, de la terre blanchie à la chaux comble les interstices, la toiture est en diss; un compartiment sert aux hommes, l'autre constitue le gynécée. Comme plancher, il n'y a que la terre battue, sur laquelle on jette quelques nattes.

Habitations du Sud. — Dans les oasis, dans les ksours du Sud algérien, les maisons sont bâties avec de la terre, elles ne comportent qu'un rez-de-chaussée et une terrasse, elles sont blanchies à la chaux intus et extra.

---

1) Une partie du lit en effet, est à découvert pendant la bonne saison.

Le mobilier est toujours le même: nattes, tapis, dokhalis 1), coussins durs chez les riches 2).

Ces genres d'habitation, gourbi, maison en „t'oûb", sont facilement imprégnées par les crachats, les déjections, et difficiles à désinfecter, aussi couchés au ras du sol, sur leur nattes les indigènes absorbent-ils facilement les germes morbides. Partout où les circonstances le permettent, il y a lieu de recourir aux constructions en matériaux durs, avec cheminées et ouvertures en quantité suffisante pour assurer la ventilation du logis.

Dans toutes ces agglomérations, la voirie est laissée aux animaux domestiques et aux vautours, il n'y a bien entendu, ni fosses d'aisances, ni fosses à fumier, ni égoûts d'aucune sorte.

Sous les palmeraies du sud tunisien, on trouve des maisons en pierre, mais des maisons tout à fait primitives, les pièces qui donnent du côté de la cour intérieure, sont largement ouvertes de ce côté, les plafonds sont soutenus par des colonnettes 3).

Tente. — La tente de l'Arabe nomade, est en tissu de laine et de poil de chameau (felidis). Elle est composée de grandes bandes d'étoffes de cette composition, l'ensemble est monté sur des perches et assujetti par des piquets. Rien encore que l'indispensable, comme moyens de couchage et comme ustensiles, dans ce milieu aussi mobile que primitif, parfois emporté par les ouragans du sud, ou submergé par les crues subites dans les lits des oueds.

La tente est divisée en deux par une toile, une des parties constitue le gynécée, l'autre est en quelque sorte l'antichambre destinée aux hommes et aux enfants.

A côté de ce qu'on pourrait appeler la grande tente 4), il y a la petite, habitée par les Gueblis, sortes de cheminaux indigènes qui mènent une existence des plus précaires. De temps à autre, on voit de ces villages improvisés bariolés, établis à proximité des routes 5), ou le long des Oueds, le tableau de la demeure et des alentours défie toute description.

---

1) Couvertures en laine rayées.

2) Toujours les mêmes ustensiles de ménage: plats, cuillers de bois, jarres en terre, peaux de bouc goudronnées pour contenir l'eau.

3) Dans le Djerid, les habitations sont un peu spéciales et les mosquées ont un aspect particulier avec leurs minarets exigus surmontés par une pointe.

4) D'habitude, on donne une autre acception au terme grande tente (tente de riche, de chef).

5) Dans le bled, les agglomérations indigènes s'éloignent des routes et se cachent le plus souvent derrière un escarpement quelconque afin d'échapper aux regards des coureurs de route qui constituent autant „d'hôtes de Dieu" qui viennent grever le maigre budget de la tribu.

Fondouks, caravansérails, cafés maures.

Aussi bien dans le bled, que dans les villes, on trouve encore des fondouks, des caravansérails, qui servent d'auberges aux indigènes avec leurs bêtes de somme et qui sont tenus d'une façon très sale. Il est inutile de s'étendre longuement sur ces hangars, où bêtes et gens trouvent un abri.

Ces établissements, devraient être l'objet d'une surveillance rigoureuse, et en temps d'épidémie surtout, ils devraient être fréquemment désinfectés, de même que les cafés maures dont nous allons dire maintenant quelques mots.

Le café maure peut être établi sous la tente, dans un gourbi, ou dans une maison. Dans les villes, la plupart du temps, c'est une pièce disposée en long boyau, où se trouve le fourneau indispensable; des nattes, des bancs constituent tout le mobilier. Les gens s'y entassent pour manger, boire, jouer, fumer et aussi dormir.

Dans ces établissements les ustensiles sont souvent mal nettoyés, de même que pipes et narghileh's qui passent de bouche en bouche, sans désinfection.

Beaucoup d'indigènes pauvres et plus ou moins sordides, plus ou moins souffrants, s'entassent littéralement dans les fondouks et les cafés maures et constituent un danger pour l'hygiène publique.

Échoppes, bazars indigènes, fabriques et écoles arabes.

Pas mal de petits commerçants et de petits industriels indigènes (bijoutiers, cordonniers, tailleurs), se tiennent courbés en deux dans de véritables trous de muraille, ou encore travaillent dans la demi-obscurité de bouges non ventilés.

Les arrière-boutiques des épiciers et des charbonniers mozabites, les fabriques de cordonnerie, les fabriques de tapis indigènes, où des adolescents peinent au milieu des poussières, doivent aussi attirer l'attention de l'hygiéniste.

Nous devons également signaler l'insalubrité de certaines écoles arabes libres, où les enfants étudient accroupis sur les nattes sordides, entassés en trop grand nombre, avec un cube d'air notoirement insuffisant.

Chauffage, éclairage, ventilation. — Tous ces divers locaux sont chauffés d'une façon plus que rudimentaire; le fourneau en poterie du gourbi, les trous creusés entre deux pierres au milieu des tentes, qui tiennent lieu de cheminées, emplissent rapidement le logis d'une épaisse fumée âcre qui vous saisit à la gorge et fatigue les yeux.

Que dire de l'éclairage problématique, des lampes fumeuses, garnies d'huile de qualité inférieure, ces appareils qui n'éclairent que peu ou point, contribuent également à vicier l'atmosphère et cela d'autant mieux que dans tous ces locaux, la ventilation est tout-à-fait insuffisante.

Alimentation. Européens. — La viande est moins bien nourrie qu'en France, le veau de lait est un mythe, sauf dans les très grandes villes du littoral qui peuvent en importer. Le mouton et le boeuf constituent surtout la viande de boucherie. Le toenia inerme est très fréquent, mais la tuberculose bovine est exceptionnelle sur *le bétail indigène* (Algérie, Tunisie). A la campagne les immigrés espagnols consomment beaucoup de porc (trichine), le gibier n'est à recommander qu'en hiver, le poisson et les coquillages sont un gros appoint; dans cette même région du littoral les légumes, les fruits sont variés et abondants. Mais les salades et les légumes doivent être très soigneusement lavés (parasites 1)).

En été, on a trop de tendance à manger des salades de fruits ou de légumes crus; il en faut pas non plus abuser de certains fruits indigestes : melons, pastèques, concombres, courges etc.

Les épices sont un peu nécessaires pour stimuler l'appétit pendant la saison chaude, il faut se garder d'en faire un usage immodéré.

L'eau calcaire cuit mal les légumes, elle est un peu lourde comme boisson; dans l'intérieur, grâce aux sels qu'elle contient (eaux magnésiennes), elle est un peu laxative.

Le bière souvent trop alcoolisée est d'une digestion difficile. Le vin coupé d'eau en quantité raisonnable constitue une boisson hygiénique, pourvu qu'il soit naturel et bien fait.

Par les fortes chaleurs, il est bon de recourir aux boissons chaudes (thé, café) qui calment mieux la soif que les boissons glacées, il faut aussi se garder des apéritifs qui sont des plus dangereux.

L'alimentation des enfants en bas âge, doit surtout être l'objet d'une extrême surveillance, dans les pays chauds, même lorsque l'acclimatement est assuré. L'entérite, en effet, est peut-être là plus imminente encore que dans nos pays. C'est une sage mesure de continuer l'allaitement jusque vers la fin de la deuxième année. Il faut cependant, dès la fin de la première année, habituer petit à petit, mais progressivement, le nourrisson à l'alimentation commune; bien entendu, condiments, épices, seront évités. Les panades au beurre, aux œufs, salées ou sucrées, les potages au lait, les œufs, les filets de poissons non huileux, seront la base de l'alimentation de ces estomacs débiles 2).

Alimentation des immigrants. — Très pauvres en général, les immigrés se nourrissent très mal : conserves, poissons salés (sardines, morue, melva),

1) Distomatose hépatique, Kystes hydatiques.

2) Ces diverses réflexions, sont d'ailleurs un peu de mise pour toutes les colonies chaudes.

charcuterie douteuse (Botulisme), soubresade (Trichine), légumes crus fortement assaisonnés et épicés.

Cette alimentation est aussi un peu celle des juifs pauvres.

Chez ceux qui abusent des conserves, on peut observer du scorbut, c'est dans ces populations aussi, que nous voyons surtout des cas de pellagre au printemps, la plupart du temps, le maïs n'y est pour rien.

Alimentation des indigènes. — En dehors même des famines, la masse indigène se nourrit très mal et ne mange pas à sa faim 1), autrement dit, la ration est insuffisante comme qualité et comme quantité 2).

En temps ordinaire, cette population se contente de bouillies, de galettes dures et grossières faites de farine non levée et cuites sous la cendre, ce met peu appétissant est trempé dans de l'huile rance. Le couscouss sans viande, est déjà un régal, le couscouss comportant la viande et le „méchoui" ne se voient que dans les très grandes occasions (diffa), la viande de porc est interdite. Le gibier, la volaille, les escargots, le miel, les légumes viennent quelquefois varier un peu cette alimentation : pommes de terre, tomates, fèves, pois, piments, oignons, ail, asperges sauvages, artichauts, chardons, etc. Le sorgho, les gesses, sont également consommés en Kabylie, en tout temps.

L'Arabe aime beaucoup les gâteaux faits avec de la semoule ou du miel, il a un goût marqué pour les sucreries.

Le poisson n'est guère utilisé que sur la côte, dans les tribus, on mange rarement du poisson de rivière (barbeau, anguille).

Les fruits les plus souvent utilisés sont: les melons, les pastèques, les courges, les grenades, les arbouses, les oranges, les citrons; les figues, les olives, servent de base à la nourriture des Kabyles.

A la saison propice, aux vendanges, les indigènes, font une extraordinaire consommation de raisin, ils en absorbent 5 et 7 Kilos et même plus, dans leur journée.

Les figues de Barbarie entrent aussi pour beaucoup dans leur alimentation en été, il en résulte des constipations et des obstructions intestinales, qui ont parfois occasionné la mort d'indigènes pas trop gloutons.

Les dattes sont consommées un peu partout et surtout dans le Sud, où ces dernières constituent à peu près l'alimentation exclusive des habitants

---

1) Sans parler des famines. A signaler, la géophagie.

2) On sait que dans le rite musulman tous les animaux livrés à l'alimentation, doivent être saignés; d'ailleurs, il en est de même chez les israélites; de sorte qu'en Algérie, même dans les plus grandes villes les Européens eux-mêmes ne mangent que de la viande de bêtes sacrifiées selon le rite indigène; tous les essais pour changer la méthode ont été jusqu'ici infructueux, même en ce qui concerne Alger.

des oasis de l'Extrême Sud 1), qui consomment aussi des sauterelles et de la viande de chameau.

Je dois signaler ici, une infraction aux règles prescrites par le Coran, les indigènes des palmeraies du Sud tunisien, se livrent à la cynophagie.

Les indigènes utilisent rarement les fruits cuits (confitures diverses, raisiné).

On sait que les boissons fermentées sont défendues par le Coran 2) : le lait frais, ou fermenté, le café, le thé même, sont utilisés, mais l'eau est la boisson habituelle; fortement chargée en sels magnésiens, elle est en général très souillée 3), soit dans les r'dirs, soit dans les puits, soit dans les séguias; les sources sont polluées, non seulement par les particules minérales, mais encore par les détritus végétaux et animaux, et enfin par les déjections de toutes sortes, entrainées par les pluies (diarrhée, choléra, dysentérie).

Une fois par an, pendant 30 jours, les Musulmans, observent le carême ou Ramadan; durant ce temps, ils ne peuvent ni manger, ni boire, ni fumer, du lever au coucher du soleil 4), d'après les expériences connues de Roger et Josué, le jeûne bien compris, augmente les chances de défense de l'organisme. Donc il n'y aurait rien à dire du Ramadan, s'il n'était parfois suivi, chez certains, de véritables excès, lors des fêtes du Beïram qui clôturent le carême.

C'est alors qu'on se livre par trop aux couscouss pantagruéliques, aux méchouis, et à toutes les pâtisseries indigènes plutôt indigestes.

Vêtements. — J'ai peu de chose à dire des vêtements chez les Européens, la façon de s'habiller, sauf une certaine simplification en été, est la même qu'en Europe.

Durant la saison chaude, la tête doit être bien abritée, les vêtements doivent être larges, souples et légers (hommes, femmes, enfants). 5) Dans l'intérieur du pays, les variations nycthémérales souvent très accentuées, exigent le port de la ceinture de flanelle et des vêtements de même étoffe, ou même de drap, après le coucher du soleil (Colons). Dans le

---

1) Les nègres esclaves et les Hartania ne reçoivent guère d'autre nourriture.

2) Cette règle est souvent enfreinte par les soldats indigènes (absinthe, anisette).

3) Souvent conservée dans les guerbas, l'eau peu fraîche, présente en outre, un goût des plus désagréables.

4) Pendant ce temps de pénitence, l'indigène qui s'est empressé de fumer dès l'annonce de la rupture du jeûne, fait en général deux repas nocturnes, un à 8 heures du soir, l'autre vers 2 heures du matin.

5) A la maison : gandouras, peignoirs, étoffes légères (foulard mousseline). Les chaussures doivent être larges et fortes, le port des molletières est à conseiller ; dans le Sahara, le sable pénètre dans la chaussure et gêne beaucoup la marche.

grand sud, il faut porter le casque colonial et les lunettes à verres fumés.

Voilà pour les civils, en ce qui concerne la troupe, l'uniforme devrait être modifié et calqué sur celui des troupes coloniales, la tenue des Zouaves principalement est critiquable d'un bout à l'autre chéchia qui n'abrite pas assez du soleil, veste étriquée, pantalons embarrassants, guêtres incommodes. Durant les manoeuvres et dans les expéditions à la période chaude de l'année, le casque est préférable aux autres coiffures. Nous avons fait les manoeuvres avec le Képi dans la plaine du Chiliff et nous avons eu beaucoup à souffrir.

Je ne veux pas parler des habits de gala des caïds; je ne m'occuperai ici que du vêtement de la majeure partie de la population indigène.

Chez les Maures, le vêtement se compose d'un seroual (pantalon), maintenu par une large ceinture, une sedri gilet droit, et un djebdeli, veste plus ou moins ornée de broderies et de petits boutons; le chef est orné d'une chéchia.

Les hommes de peine, les ouvriers indigènes des villes sont habillés moitié à la mode indigène et moitié à l'européenne (gilets de chasse, jerseys etc.).

Les femmes ont des chemises plus ou moins transparentes, d'énormes pantalons bouffants, des vestes de couleur éclatante; les cheveux tressés sont emprisonnés dans un foulard de couleur voyante, le tout est recouvert d'un haïck, le reste de la figure est caché par un voile.

Les danseuses ont des gilets soutachés d'or, des corsages de velours aux couleurs voyantes, des colliers de pièces d'or, des chéchias ornées de sequins.

Chez les petites filles la coiffure est le plus souvent une simple chéchia, ou un petit bonnet pointu; les cheveux réunis en une seule tresse très serrée, maintenue par une bande d'étoffe rouge, pend en rigide queue de rat derrière la nuque et le dos de l'enfant.

Dans un sexe comme dans l'autre, on porte des souliers découverts, faciles à ôter. L'Arabe revêt le bernouss, manteau long avec capuchon, en dessous, il porte une grande chemise sans manches (gandoura); c'est tout fréquemment, surtout dans le sud; les gens un peu aisés portent des pantalons à larges plis 3).

---

1) Les riches ont des bas ou des chaussettes.

2) J'ai vu souvent les mauresques à peine hors de la ville, s'arrêter pour enlever bas et chaussures et marcher pieds nus sur la route.

3) Certains portent aussi sous le bernouss des blouses serrées à la taille, ou des tricots (nos gilets de chasse).

Le costume de la femme Arabe est encore plus simple, il consiste dans des pièces d'étoffes enroulées autour du corps et retenues par des agrafes sur les épaules, sorte de peplos retenu par des fibules; elles portent aussi une sorte de voile, le haïk.

Dans les oasis du grand sud, les hommes portent le plus souvent des pantalons bleus bouffants, serrés aux chevilles, et comme autres vêtements rarement le bernouss, mais le ksa blanc, ou bleu et l'haouli. Les femmes le plus souvent, ne s'entourent que d'une pièce de cotonnade l'izar.

La coiffure complète de l'Arabe est une chose compliquée, elle se compose de l'araghia, petit bonnet blanc en tissu fin; par dessus s'étagent successivement une calotte composée de deux ou trois couches de feutre épais, puis une chéchia rouge et enfin le haïk qui sert à la fois de visière et de couvre-nuque. Ce dernier est fixé par la brima ou le Kheit, cordelettes en poils de chameau; en été, on porte en outre un grand chapeau d'alfa.

Reste la chaussure, les cavaliers mettent des bottes molles en maroquin rouge, la chaussure ordinaire est le sebbat, soulier très découvert, ou encore la savatte jaune sans talon. Dans l'extrême sud, on porte de simples semelles ou des bolghas.

Le vêtement est un peu différent chez les Kabyles, il consiste surtout en une large chemise de laine serrée à la taille par une ceinture de cuir, la tête est nue ou simplement recouverte d'une chéchia souvent élimée et grasse 1), les femmes ne sont pas voilées. Les Kabyles se protègent les mollets à l'aide de jambières faites de peaux, ou encore de chiffons; la plante du pied est parfois protégée par des semelles en peau de bouc retenues par des cordelettes 2).

Détail particulier, beaucoup d'indigènes ne quittent leurs vêtements que lorsqu'ils tombent en loques; ils ne se déshabillent pas pour se coucher 3) (Vermine).

Un autre inconvénient à signaler à propos du vêtement chez les indigènes; c'est le port de hardes contaminées qu'ils se passent les uns aux autres. Dans les quartiers indigènes des villes, dans la rue Randon par

---

1) A la saison chaude, ils portent aussi de grands chapeaux.

2) La plupart des indigènes marchent pieds nus, aussi sont-ils souvent piqués par les bêtes venimeuses.

3) Les femmes portent de lourdes boucles d'oreilles, des bracelets aux poignets et aux pieds.

exemple à Alger, on voit les fripiers juifs ou musulmans aller de groupe en groupe offrir leur marchandise, constituée par des défroques civiles ou même militaires plus ou moins suspectes. L'échange des coiffures, surtout entre yaouleds, est aussi très préjudiciable (teignes).

Israélites. — Les israélites indigènes laissent de plus en plus la tenue, qui leur était imposée autrefois, pour s'habiller à l'Européenne; en Tunisie toutefois, les juives Tunisiennes semblent plus attachées à leur costume; bonnet conique, blouses courtes en soie voyante, pantalons collants, babouches soutachées. Les juifs recherchent un certain degré d'obésité chez leurs femmes et les traitent par un régime spécial (holba).

Soins de propreté. Bains, eaux thermales. — Dans les pays un peu chauds les soins de propreté corporelle sont encore plus nécessaires que dans les pays froids. Les Romains l'avaient bien compris, à en juger par les splendeurs des thermes, que les archéologues mettent à jour sur cette terre, dans les villes enfouies.

Ces soins hygiéniques sont malheureusement des plus délaissés par la grande masse des immigrés et des israélites; chez les indigènes en dehors des riches la propreté corporelle est également tout-à-fait négligée. Sans doute les indigènes font des ablutions, se lavent les extrémités, mains et pieds, mais en dehors de ces parties, ils restent fort sales.

Mahomet, fanatique de l'hydrothérapie, avait institué le *ghoust* (bain total), mais celui-ci est très délaissé; parfois on se contente de l'*abdest*, qui porte seulement sur les extrémités et la figure, ou du *teiemmoum*, aspersion de sable ou de poussière.

Toutefois le bain de vapeur, avec ou sans massage, est encore en honneur chez les musulmans des villes. Le bain Maure est trop connu pour que j'insiste. Les femmes se rendent au bain de 6 heures du matin à 6 heures du soir, puis c'est le tour des hommes.

Avant notre arrivée en Algérie les indigènes utilisaient un certain nombre de sources thermo-minérales, dont ils reconnaissaient les propriétés bienfaisantes. Il existe en effet un certain nombre de sources, qui sont utilisables pour eux à peu de frais. Il y aurait peut être là quelque chose à faire, surtout dans le voisinage des nouvelles infirmeries.

En dehors de ces stations de deuxième ordre, il y a les stations cotées. Citons quelques exemples; Ben Haroun (bicarbonatée sodique), Hammam R'irha (sources calcique et ferrugineuse), Hammam Melouane (chlorurée sodique) 1), Hammam M'zara (sulfureuse), province d'Alger; Hammam

1) J'ai visité encore tout dernièrement cette station, qui est dans un état bien précaire.

Meskoutine (sulfureuse), si utile pour les rhumatismes et les vieilles blessures (Marty), sources sulfatées calciques du Guergour, province de Constantine; Aïn Nouissy (sulfureuse sodique), Bains de la Reine (chlorurées sodiques), province d'Oran.

Toilette. — Quelques mots seulement sur la toilette chez les indigènes. Chez l'homme, les cheveux sont coupés ras, en laissant une touffe sur le sommet du crâne, afin que l'ange Azraël puisse enlever le croyant pour le transporter au paradis de Mahomet; d'autres fois, les cheveux sont tondus très ras tout au pourtour et on réserve une sorte de calotte de cheveux demi-courts, sur le reste de la tête.

Les femmes portent leurs cheveux tressés, mais ces chevelures enduites de corps gras et de différents produits (henné, etc.) sont fort mal entretenues (Plique).

Chez les Gueblis, ces nomades dont nous avons eu déjà l'occasion de parler, les femmes font avec leurs cheveux et des bandes de toile de véritables échaffaudages où elles cachent divers objets précieux et même au besoin, les ustensiles les plus petits et les plus fragiles.

L'homme laisse pousser sa barbe; dans les deux sexes, on rase le pubis et on épile les aiselles. Les ongles sont teints avec le henné.

J'ai déjà parlé des tatouages et des divers cosmétiques, à propos des affections cutanées, je n'y reviens donc pas.

Certains indigènes prennent quelques soins du côté de la bouche; ils se frottent les gencives avec le doigt enduit de savon et se rincent la bouche; ils connaissent le cure-dents (*miçouaq*), fait de bois odorant et diversement taillé.

Fonctions génésiques. — Je ne m'occuperai ici encore que des indigènes. Les jeunes filles Arabes sont souvent mariées 1) dès l'âge de 10 au 12 ans et même avant; chez ces personnes brutalisées, claustrées, la décrépitude vient vite.

De même que les israélites, certains indigènes dans la classe riche recherchent un certain degré d'obésité chez les femmes et les traitent par un régime spécial, en vue de les faire engraisser.

L'allaitement est prolongé, non réglé, et souvent insuffisant.

Les excès vénériens fatiguent également les hommes d'assez bonne heure; aussi ont ils secours le plus possible aux aphrodisiaques.

---

1) Je n'insiste pas ici sur les coutumes qui président au mariage, soit chez les israélites, soit chez nos indigènes musulmans; je passe aussi sur la sodomie, la pédérastie, et la bestialité.

On sait que le coït est interdit pendant la période menstruelle.

Par l'intermédiaire des indigènes éclairés on devrait tâcher de réagir contre les mariages trop précoces qui mènent parfois à des violences extrêmes (déchirures, déviation etc.)

Nous n'insistons pas sur les affections vénériennes, qui seront longuement traitées plus loin.

La prostitution est élevée à la hauteur d'un principe dans certaines tribus: Ouled Naïls, Amouriât, etc.

Occupations, exercices. — Déjà dans l'Afrique mineure, les Européens, tout au-moins ceux du Nord, ressentent une certaine apathie pendant la saison chaude (août et septembre), surtout après plusieurs étés passés en Algérie, ou Tunisie; le travail intellectuel est particulièrement pénible par les temps de siroco.

On a essayé d'organiser des sanatoria d'altitude (Atlas, etc.) mais jusqu'ici ces stations estivales en montagne, de même que les stations balnéaires d'Algérie n'ont pas eu une très grande vogue. L'exode vers la mère patrie continue tous les étés; d'ailleurs, pour ceux qui ne sont pas nés dans le pays il est bon d'aller se retremper tous les 2 ou 3 ans au moins.

En été, c'est le matin de bonne heure, qu'on peut le plus et le mieux se livrer aux exercices et aux sports; dans le milieu du jour, beaucoup font la sieste, celle-ci ne doit pas être trop prolongée, parce qu'elle entraîne des transpirations profuses, de la céphalée et entrave le travail de la digestion. En été, les troupes font la sieste de 10 heures du matin à 3 heures, c'est-à-dire que durant ces heures il n'y a ni exercices, ni corvées.

Dans la campagne il faut éviter de sortir le soir (malaria) et à plus forte raison coucher à la belle étoile. Dans les pays en friche, dans les endroits marécageux la chasse entraîne celui, qui s'y livre, à des imprudences fâcheuses.

En été, les troupes doivent faire l'étape de très bonne heure dans la matinée.

Autant que possible il faut éviter les affouillements du sol pendant la saison où règne la malaria.

L'Arabe pasteur, nomade, promène sa tente de pâturage en pâturage; ces exodes contribuent à semer les maladies contagieuses.

Dans les douars (réunions de tentes), les femmes s'occupent de la tente, le mari surveille les troupeaux, monte à cheval 1), chasse, ou s'occupe

1) Les cavaliers Arabes portent des bourses séreuses au-devant des 2 cous-de-pied, elles sont dues à la pression des étriers.

des marchés; par suite des nécessités de la vie, l'homme dort plutôt le jour et veille la nuit, les pillards, en effet, ne sont pas chose rare.

Les Kabyles, eux, sont travailleurs, agriculteurs laborieux, ils sont durs à la peine 1). Montés sur leurs mulets, ou même à pied, ils ne craignent pas les longues courses et se déplacent souvent à de grandes distances ; ce peuple, très prolifique, est contraint à des exodes périodiques.

Au moment de la moisson et des vendanges, dans leur accoutrement spécial, couverts de leurs grands chapeaux, les Kabyles partent pour se louer dans les fermes et gagner un petit pécule qu'ils rapporteront chez eux. En les voyant défiler de leur pas rapide sur les routes poudreuses, ils m'ont souvent rappelé les gars de Bretagne, s'en allant avec leur faucille faire la moisson chez les riches fermiers de la Beauce 2).

Dans le Sud, dans les oasis sahariennes du Gourara, du Tidikelt, etc., la vie est surtout contemplative; les habitants, très nonchalants, abandonnent aux Hartania et aux esclaves noirs tous les travaux pénibles.

Les danses, les fantasias bruyantes marquent les fêtes, les grandes réjouissances; l'indigène mâle ne danse pas; les chants sont lents et monotones; les fêtes sont surtout religieuses, Aïd-el-Kebir, Aïd-el-Seghrir.

Temples divers, inhumations, cimetières.

Les églises et temples présentent ici les mêmes inconvénients que dans les pays tempérés; comme en Europe, on y reçoit les personnes et surtout les enfants atteints de maladies contagieuses, en état de virulence.

Pour les synagogues, les mosquées des divers rites 3) je me suis expliqué dans un article sur les religions; je n'y reviens donc pas, je voudrais simplement dire quelques mots touchant les inhumations et les cimetières chez les indigènes.

Lorsque quelqu'un meurt, les grandes lamentations sont la règle, il y a même des pleureuses stipendiées, ces femmes se déchirent la figure et crient sans discontinuer (israélites, musulmans).

Chez les musulmans le mort est lavé à domicile, il n'est pas mis en biére. On le porte à bras d'hommes, sur un brancard recouvert d'étoffe; les porteurs psalmodient, tout en se relayant, et en marchant très vite.

Les tombes 4) sont très peu profondes, dallées de pierres plates; le mort

---

1) C'est aussi un peuple très hospitalier, trop hospitalier même.

2) Les uns comme les autres dépensent peu et rapportent à peu près tout au pays natal. En faisant une enquête dans les bureaux de poste des localités de la Kabylie, on peut se rendre compte qu'il circule pas mal d'argent.

3) Rites: rite Malechi (indigènes), rite Hanefi (Turcs), rite Ouahabite (Djerbiens).

4) On les voit souvent à flanc de coteau dans le Sahel.

est couché sur le côté droit, la face vers l'est; une fois la terre rejetée, on projette un peu de chaux, puis on entoure le tertre avec quelques pierres.

Bien entendu, l'emplacement des cimetières, est choisi souvent, sans le moindre discernement et sans la moindre préoccupation hygiénique.

Toutes ces choses sont préjudiciables pour la santé publique.

Pèlerinages, marchés, circulation des indigènes.

Toujours à propos des coutumes religieuses, je me suis longuement étendu sur le pèlerinage de La Mecque, je n'ai donc plus à m'occuper ici que des pèlerinages locaux.

En effet à côté du grand voyage religieux, il est d'autres causes d'insalubrité un peu analogues; il est une foule de pèlerinages locaux (marabouts), où les conditions d'hygiène sont fort défectueuses. Ces rassemblements de gens, souvent demi-faméliques et sordides, où règne la plus grande promiscuité sur le lieu de pèlerinage, ne laissent pas que d'être un peu inquiétants au point de vue de la santé publique, et peuvent, à certains moments, devenir de véritables nœuds de renforcement, en cas d'épidémie.

Je viens de parler des pèlerinages, mais les autres exodes (Marocains, Kabyles, Mozabites) demandent également à être surveillés, et ici, il faut, au nom de l'hygiène, accorder à l'autorité administrative une pleine latitude, absolument nécessaire en pareil cas.

Restent les marchés indigènes; ces derniers aussi, à leur tour, peuvent créer des foyers dangereux et nuire à la santé publique, en raison des tueries plus ou moins clandestines qui s'installent dans leur voisinage 1). Là, également, la surveillance administrative la plus étroite est de rigueur; j'ai encore insisté là-dessus tout dernièrement dans un vœu au conseil d'hygiène d'Alger.

Réflexions. — L'application des lois d'hygiène à l'Algérie et la Tunisie est rendue plus difficile en raison de l'étendue de leur territoire et de la complexité des races qui les habitent.

Les immigrés du sud Européen (Espagnols, Italiens, Maltais), le plus souvent, sans la moindre instruction première, sont très réfractaires à toutes les mesures hygiéniques, la vaccination notamment; il n'y a pas très longtemps, que dans une commune voisine d'Alger ils reçurent les vaccinateurs le couteau à la main. D'ailleurs beaucoup sont misérables et sont une proie facile pour les maladies infectieuses.

---

1) Les chiens rôdent autour de ces tueries, mangent les viscères abandonnés sur place et qui se putréfient à l'air libre. Il faut se rappeler ce que nous avons dit de la fréquence de la maladie hydatique en Algérie.

En raison même de sa masse et de la dispersion de quelques uns de ses éléments, le milieu indigène est difficilement pénétrable; même dans les villes, à part quelques exceptions, il est encore bien difficile de faire accepter les préceptes de l'hygiène, telle que nous la comprenons.

Les indigènes viennent davantage maintenant dans nos cliniques et consultations, mais ils tiennent par-dessus tout à leurs habitudes; ce qui le montre bien, c'est la rapidité avec laquelle ils nous quittent, à peine guéris.

Par suite de leur vie fermée, de leurs moeurs séculaires, le plus souvent fortement appuyées sur les préceptes de leur religion dans nos villes du Nord-Afrique on aura longtemps du mal à appliquer dans les quartiers indigènes, les mesures d'hygiène qui visent l'habitation.

Il y aurait cependant lieu de lutter energiquement: contre l'insalubrité de certains logements (air, lumière), contre l'encombrement de certains autres (cafés Maures, fondouks, ateliers indigènes), contre l'étroitesse et la malpropreté des rues; on ne devrait pas laisser bâtir n'importe où, et n'importe comment. Ce qui est vrai pour les quartiers indigènes des villes, l'est encore plus pour les réunions de gourbis, pour les villages Kabyles et les Ksours.

Dans ces divers milieux l'assainissement et la désinfection dans les circonstances graves ne pourront guère malheureusement se confondre qu'avec la destruction, toujours difficile à faire accepter par ces gens si misérables.

Je me souviens de ce que j'ai vu à Matifou, lors des rapatriements des convoyeurs de Madagascar; ces individus nous arrivaient avec des sacs remplis des objets les plus suspects et les plus disparates (petits bouts de savon, vieilles brosses, peignes édentés, vieilles bottes etc.; il fallut habiller tout le monde à neuf et brûler le reste: sacs, loques sordides envahies pas des myriades de poux.

Les abus contre l'hygiène existent non seulement dans la maison même, mais encore aux alentours (cadavres abandonnés, déjections, détritus divers). L'absence de latrines, de feuillées même, l'absence de tout moyen de se débarrasser des matières usées, la pollution des sources si fréquente en pays Arabe, doivent surtout retenir la vigilance des administrateurs.

Il faut non seulement relever le niveau moral des indigènes; il faut encore améliorer leurs contrats de louage et la ration de ceux qui sont

---

1) Pour ne citer qu'un fait, le service d'assistance des enfants du premier âge a toutes les peines du monde à pénétrer chez les nourrices indigènes.

2) Le proverbe Persan est à retenir pourtant: „Quand l'air et le soleil n'entrent pas „dans une maison, le médecin y entre souvent."

nourris par leurs employeurs, il faut les préserver de l'usure 1), leur faire perdre l'habitude du jeu, en les attirant vers un travail mieux rétribué, afin qu'ils puissent améliorer leurs conditions de vie trop précaires. Ce sont là malheureusement des questions sociales dont la solution se heurte à pas mal de difficultés et ne peut bien entendu être envisagée qu'à échéance assez éloignée.

Au premier rang des mesures d'hygiène sociale, nous signalerons encore: la protection de l'enfance (natalité, 2) enfants abandonnés), la surveillance de l'immigration (Espagnols, Italiens, Maltais, Marocains, Kabyles, Mozabites), la police des pèlerinages et des marchés, la question des inhumations et des cimetières, qui appelle des améliorations 3).

En dehors des hôpitaux qui servent aux Européens, en Algérie et en Tunisie les indigènes sont hospitalisés dans des hôpitaux spéciaux, il y en a cinq pour l'Algérie: (Ste. Elisabeth, St. Augustin, Ste. Eugénie, Lavigerie et Ste. Marie Madeleine).

Il y a aussi les infirmeries indigènes et des consultations gratuites, l'Algérie compte déjà une cinquantaine d'infirmeries.

Enfin dans certaines grandes villes on a créé des cliniques pour femmes et enfants, dirigées par des doctoresses (Alger, Oran, Constantine Tlemcen, Bône).

L'assitance spéciale, tout en prenant soin des malades, doit s'appliquer aux mesures de prophylaxie générale, vis-à-vis des principales affections qui atteignent les indigènes; au premier rang citons: la variole, la syphilis, la tuberculose, les affections oculaires, le typhus, le paludisme, la dysenterie. J'ai suffisamment insisté, chemin faisant, sur la prophylaxie de ces diverses maladies, pour ne pas y revenir ici; je dois ajouter toutefois que l'établissement d'une statistique s'impose, non seulement pour la mortalité, mais encore autant que possible pour la morbidité.

---

1) Oeuvres de mutualité.

2) L'obstétrique est tout-à-fait dans l'enfance chez les indigènes, la distocie osseuse est heureusement rare; malgré les missions, la majorité des parturientes reste aux mains d'ignorantes matrones qui se livrent aux manoeuvres les plus intempestives (succussion); ces femmes sont dangereuses par leur malpropreté et ne peuvent être d'aucun secours pour la mère et pour l'enfant, dès qu'il y a la moindre complication.

En cas de rétention placentaire, elles se bornent à provoquer des vomissements ou des éternuments, ou encore à frictionner le ventre à l'aide d'un bâton, qu'elles roulent. Elle ne savent rien faire contre les hémorrhagies, ni contre les mauvaises présentations. Le cordon est lié avec le premier fil venu, souvent passé dans la bouche de la matrone, et plus ou moins pansé avec de l'huile et du henné.

On a essayé d'éduquer des matrones plus instruites, mais jusqu'à présent les efforts tentés sont restés à peu près infructueux.

Natalité et Mortalité des Indigènes des 2 sexes en Algérie. Décès chez les enfants.

(Années 1897 à 1905.)

Années	Décès du premier âge.									Total des décès à tous les âges.	Naissances
	De 0 à 3 jours	De 4 à 15 jours accomplis.	De 16 à 1 mois accompli.	De 1 à 6 mois accomplis.	De 7 m. à 1 an accompli.	De 1 à 2 ans accomplis.	De 3 à 5 ans accomplis	De 6 à 10 ans accomplis.	Total des décès du 1er et 2me âges.		
1897	1136	1454	1222	3922	2205	5809	5442	3757	24.947	65.837	110.801
1898	1115	1768	1570	4623	3765	1472	6915	4374	25.602	74.083	102.107
1899	992	1486	1259	4027	3449	7024	8141	4975	31.353	75.626	113.185
1900	1134	1618	1657	5064	4688	8732	10634	7059	40.568	97.204	108.129
1901	1031	1560	1416	4496	3849	8170	9732	6647	36.901	99.451	111.053
1902	1315	1970	1881	4616	3742	6948	7535	4839	32.846	81.060	126.042
1903	1114	2033	1773	4799	3195	8620	5789	3857	31.180	75.982	131.803
1904	2654	1967	1954	6179	6117	14066	10567	7364	50.868	114.678	128.818
1905	2460	1881	1435	5252	4475	10803	8038	5397	39.681	98.538	119.539

De plus, comme je l'ai écrit dans un rapport sur les auxiliaires, il faut placer, soit en pays Arabe, soit en pays Kabyle, des *indicateurs médicaux* capables de signaler les épidémies qui couvent trop longtemps en milieu indigène, avant que l'autorité, capable de prendre les mesures prophylactiques destinées à les enrayer, en soit informée.

En Tunisie et Algérie on a créé des auxiliaires médicaux indigènes, on ne sait pas bien encore, ce que donneront ces institutions.

Pour les maladies contagieuses des instructions en langue Arabe et Kabyle ont déjà été distribuées, des conférences ont été faites; il faut multiplier tous ces moyens, les combiner et les parfaire. En outre, ainsi que je l'ai fait valoir au sein d'une commission réunie pour étudier les conditions d'application à l'Algérie de la loi du 15 février 1902; dans le but de centraliser les efforts et de donner une même unité de vues aux questions d'hygiène, de géographie médicale en Algérie; il serait utile de créer ici une commission *consultative* technique permanente, qui n'empièterait d'ailleurs en rien, ni sur les prérogatives du Comité consultatif d'hygiène de France, ni sur les prérogatives de l'Administration.

En attendant, pour l'amélioration des conditions actuelles, le concours de tous reste précieux: administrateurs, colons, instituteurs, médecins, doivent se donner la main pour y parvenir; le médecin surtout, a là un rôle primordial, qu'on ne saurait trop encourager et trop exalter.

PATHOLOGIE.

Sans doute, la pathologie en Algérie et en Tunisie se rapproche dans son ensemble de la pathologie Européenne; on note cependant déjà quelques différences assez tranchées; les maladies sont les mêmes, ou à peu près, mais il y a lieu de tenir compte de certaines modalités cliniques, déjà plus particulières à ces pays; en outre, il y a quelques affections qui ne se rencontrent pas, du moins jusqu'à présent, dans la pathologie des pays tempérés (Bilharziose 1), bouton des pays chauds, pied de Madura, fièvre de Malte 2) etc.); enfin nos indigènes présentent une pathologie un peu spéciale, sur laquelle nous insisterons plus particulièrement.

MALADIES GÉNÉRALES.

Rougeole. — La rougeole qui est d'ailleurs d'une façon générale moins grave et moins fréquente en Tunisie et en Algérie qu'en France frappe

1) Tunisie.

2) En outre l'éléphantiasis des Arabes, la lèpre, le phagédénisme, le paludisme, la variole, le typhus, s'y rencontrent plus fréquemment et s'y montrent beaucoup plus sévères.

un peu moins les indigènes que les Européens 1). Ici, il faut tenir compte du peu de renseignements que nous avons concernant les enfants indigènes, les plus touchés. Les relevés de l'état civil sont très mal faits. Dans l'armée, où la statistique est bien tenue, on remarque que les régiments de tirailleurs sont plus atteints que les spahis.

La maladie se montre un peu à toutes les saisons, mais cependant moins fréquemment en été.

Gros a signalé comme complications, dans la saison chaude, les stomatites et les troubles gastro-intestinaux.

Chez les indigènes, le traitement consiste surtout à tenir le malade au chaud et aussi à faire des applications fréquentes d'huile.

Scarlatine 2). — D'une façon générale, en Algérie et en Tunisie, sauf dans les grandes villes, la scarlatine ne détermine pas d'épidemies bien sérieuses; les indigènes ici encore sont moins touchés que les Européens. Comme pour la rougeole dans l'armée, les tirailleurs sont plus atteints que les spahis.

Variole. — A l'inverse de la rougeole et de la scarlatine la variole (Djidri) sévit et surtout sévissait autrefois principalement sur les immigrés et les indigènes; c'est de 10 à 16 ans, qu'elle fait le plus de victimes.

Prenons tout d'abord quelques chiffres empruntés à Tunis même: en 1888, la mortalité générale était de 5.805 décès, et on comptait 1645 décès par variole; en 1894 sur une mortalité de 4.499 décès on comptait encore 878 décès par cette maladie; depuis, les choses se sont améliorées, à Tunis, comme dans les autres villes de la Régence et d'Algérie; à Alger, certaines années, on reçoit encore dans l'ambulance spéciale plus d'une centaine de cas.

Dans le sud Tunisien, la variole fait encore de sérieuses râfles empêchant la population de s'accroître, malgré le chiffre énorme de la natalité.

A l'heure actuelle en Algérie, alors qu'elle persiste dans certains centres, la variole à peu près disparu dans d'autres. Pour ne parler que de la province d'Alger, citons les centres de Koléa, Gouraya, Ouarensenis, Tenès, Sidi-Aïssa, Palestro.

Les anciens observateurs tels que Bertherand avaient insisté sur les stigmates profonds de la variole chez les indigènes, qui sont le plus souvent dans des conditions déplorables pour se soigner; il est vrai que certains considèrent la maladie comme possédant de sérieuses propriétés dépuratives. Toutefois il y a des cas légers (varioloïde).

1) Anciennement Bertherand a cependant signalé les épidémies graves : Blidah, Cherchell, Mostaganem, Médéah 1841—49.

2) Je laisse de côté la rubéole qui détermine cependant, de temps à autre, d'anodines épidémies.

Les auteurs, auxquels je faisais allusion tout-à-l'heure, insistent aussi sur les complications oculaires (taies, staphylomes); il est certain, qu'à l'heure qu'il est, en dehors des opthalmies granuleuse et blennorrhagique, on rencontre encore pas mal de borgnes et d'aveugles du fait de la variole 1).

La gravité de la maladie peut être encore marquée par des néphrites, des arthrites, des adénites, enfin elle affecte souvent la forme hémorrhagique.

L'absence d'isolement dans les gourbis, le manque de désinfection, les échanges commerciaux les pèlerinages, les insectes, les mouches principalement, la misère, le famélisme, l'hygiène défectueuse, la variolisation faite sans soins, sans isolement surtout, sont là des facteurs de premier ordre, soit pour l'aggravation, soit pour la dissémination du fléau.

Le défaut de précautions est extrême dans les villages et même dans les villes on voit des indigènes aller et venir, alors que la période de dessiccation est à peine commencée ; à Alger même, j'ai vu des gens dans ces conditions monter dans les tramways.

Chez les Arabes, les onctions d'huile et de miel font à peu près tous les frais de la thérapeutique de la variole, on y adjoint des applications de Koheul pour les complications oculaires.

Dans l'armée, les tirailleurs sont plus atteints que les autres corps.

Variolisation. — Tout-à-l'heure j'ai prononcé le mot de variolisation, en effet certains indigènes préfèrent encore cette méthode surannée; il faut cependant remarquer qu'ici tout-au-moins en Algérie, la variolisation perd de plus en plus de terrain dans la population musulmane. A cet égard les provinces d'Alger et de Constantine sont un peu en retard sur la province d'Oran.

Ailleurs j'ai déjà rapporté les procédés défectueux employés par les indigènes, je ne veux pas me lancer dans des redites.

III. Vaccination 2). — Déjà, en Algérie et en Tunisie, la vaccination rencontre certains difficultés qui sont encore plus accentuées dans les colonies des zones plus chaudes.

Chargé, pendant plus d'un an, des services de la vaccination à l'hôpital du Dey (1893-1894), j'ai vu que les génisses présentaient souvent des éruptions moins belles que celles que j'avais observées en France; par les temps chauds, par le siroco surtout, les succès sont beaucoup plus difficiles à obtenir, spécialement chez ces animaux hirsutes et mal nourris qu'on rencontre habituellement.

---

1) J'ai fait plusieurs fois constater la chose aux élèves qui suivent ma clinique.

2) La variole semble aussi plus récidivante qu'en Europe, ce qui est la loi générale, d'ailleurs, pour les pays chauds. Pour la prophylaxie de la maladie, on a enfin compris qu'il y avait un grand intérêt à exiger la vaccination préalable de tous les immigrants : Marocains, Espagnols, Italiens, Maltais, etc.

D'ailleurs ce n'est pas seulement pour la vaccine qu'on observe de pareilles choses, c'est ainsi que par les temps de siroco, en cas d'infection morveuse, les injections de malléine peuvent rester sans effet, surtout lorsqu'on opère sur de petits animaux (J. Brault, in thèse de Noyon, Montpellier, 1897).

Ce qui se passe pour les animaux, se passe un peu aussi pour l'homme, et le pourcentage est moins bon pour les vaccinations faites en été. Malheureusement pour les nomades du sud qui ne remontent qu'en été vers le nord, on est obligé de vacciner à cette saison. C'est une raison de plus pour préconiser chez eux les revaccinations plus fréquentes.

Le vaccin se conserve difficilement par la chaleur, il perd même sa virulence, lorsqu'il est soumis à des températures variant de 35° à 40°, températures souvent atteintes en Algérie durant la période estivale 1).

L'altération du vaccin sous l'influence de la chaleur, peut entraîner des insuccès et des conséquences des plus fâcheuses, on peut, en effet, considérer comme réfractaires des gens qui ne le sont nullement, et ces gens peuvent être emportés par une variole grave 2).

Il est une autre chose qu'il faut savoir, j'y ai déjà fait allusion, c'est que l'immunisation dans les pays chauds, surtout chez les indigènes, est plus courte. Si on veut se convaincre de la chose, on n'a qu'à parcourir les mémoires des médecins d'Algérie et de Tunisie (Rapports sur la vaccination, Académie de médecine). Pour ne citer qu'un exemple, Coste dans le cercle de Géryville, sur 120 sujets, a revacciné 65 indigènes vaccinés avec succès depuis *quatre ans seulement*, ces derniers lui ont donné *huit* succès positifs; la vaccination antérieure positive avait été dûment constatée.

Ainsi que je l'ai déjà exprimé, il y a longtemps, chez nos indigènes, il *faudrait pratiquer les revaccinations, en moyenne tous les cinq ans* 3) *jusqu'à l'âge de* 20 *ans.*

J'ai soutenu cette opinion, au sein de la commission chargée de l'application de la loi de 1902 en Algérie, mais elle n'a pas prévalu auprès de cette dernière. Mon avis publié l'année suivante, a été repris par certains vaccinateurs, en particulier par Bossion cité par Kelsch à l'Académie de médecine:

La tâche qui résulterait de ces revaccinations plus fréquentes, ne paraîtrait pas trop lourde, ni aux vaccinés, ni aux vaccinateurs, si on

1) Nous avons vu plus haut à l'article variole, les précautions à prendre.

2) J'en ai cité un exemple. Pathologie et Hygiène des indigènes musulmans d'Algérie p. 9.

3) En moyenne on compte que l'immunisation dure 7 et 8 ans, mais même chez les Européens cette durée peut être sensiblement abrégée — (voir rapports des médecins vaccinateurs des écoles). Il faut d'ailleurs tenir compte de l'atténuation du vaccin Jennérien.

instituait, de plus en plus, des missions itinérantes, et si on imitait les Anglais et les Hollandais qui se servent de *leurs auxiliaires indigènes* bien encadrés, dans leur méthode de *vaccine* à large *rayonnement.*

Varicelle. — La varicelle détermine des épidémies assez fréquentes dans le Nord-Afrique ; la maladie sévit sur les enfants Européens, dans les villes, mais elle n'épargne pas les indigènes ; toutefois en raison de sa bénignité, en raison aussi de ses anomalies, sur la peau épaisse et colorée des sujets elle est souvent méconnue. On peut rencontrer les complications habituelles : néphrite passagère, pseudo-rhumatisme varicellique.

Dengue. — La fièvre rouge qui a si souvent visité les rives de la Méditerranée (Egypte, Tripolitaine, Syrie, Europe Méridionale) n'a peut être pas été sans atteindre la Tunisie et l'Algérie, toutefois aucune épidémie n'a été mentionnée ; il en est de même pour la suette qui aurait été vue par contre dans l'Afrique tropicale.

Oreillons. — Signalons les oreillons qui s'observent chez les Européens et les indigènes ; nos tirailleurs indigènes sont assez souvent atteints, en 1901 dans la division d'Oran les turcos ont fourni 99 cas sur 160. En raison de la bénignité de la maladie on a peu de renseignements précis pour la population musulmane 1).

Fièvre typhoïde.

Dans nos villes Tunisiennes et Algériennes, c'est l'insalubrité générale des quartiers denses et populeux, le mauvais état des égoûts 2), l'eau potable de mauvaise qualité, mal captée, mal amenée et mal distribuée (réservoirs des terrasses) 3) qui entretiennent la fièvre typhoïde 4).

Dans les campements ce sont les souillures du sol, l'encombrement sous la tente, et aussi l'eau de mauvaise qualité (séguias, oueds souillés) qui font qu'elle décime parfois les troupes en manoeuvres.

L'acclimatement doit aussi entrer en ligne de compte ; les gens non acclimatés, paient un plus lourd tribut (morbidité et mortalité) ; exemple : nos troupes métropolitaines en Algérie.

---

1) Pour la première fois nous avons vu des oreillons doubles suppurés, la manifestation était à la fois parotidienne et sous-maxillaire.

2) Au cours d'une épidémie qui a eu lieu à la gendarmerie d'Alger, j'ai été appelé comme médecin des épidémies et j'ai pu constater le mauvais état les égoûts où la circulation était des plus défectueuses.

3) Voilà bientôt dix ans que nous faisons dans divers conseils le procès de ces réservoirs et de certaines sources d'Alger (Aïn Zeboudja) et que nous demandons le remplacement de tous les acqueducs par des conduites en fonte.

4) On a fait cependant des progrès à cet égard ; à Tunis, les égoûts non étanches et parfois à ciel ouvert, ont été remplacés ; on ne boît plus l'eau souillée des citernes, mais l'eau venant de Zaghouan.

Parmi les causes secondes, je ferai bon marché : des pluies, des vents, de la pression barométrique, de la nappe d'eau souterraine, je me contenterai de faire remarquer, que la dothiénentérie affectionne surtout la période estivo automnale, aux pays chauds.

A l'heure, où la propagation des maladies par les insectes est à l'ordre du jour, à l'heure, où nos hôtes intestinaux sont accusés d'ouvrir la porte aux infections le long du tractus digestif, je dois signaler ici la pullulation des parasites ailés (mouches) et la richesse de la faune intestinale dans les contrées que nous habitons.

La maladie est plus *fréquente*, *plus grave* en Tunisie et en Algérie, qu'en France même, on n'a qu'à consulter les statistiques de l'armée et les statistiques concernant la population civile; elle est aussi *plus récidivante* 1). En Algérie, c'est la province d'Oran qui est la plus touchée, la Tunisie est proportionnellement encore plus atteinte. Dans nos contrées la maladie est surtout estivo-automnale.

Particularités cliniques et complications. — Aux pays chauds, comme l'Algérie et la Tunisie, la dothiénentérie présente des variantes, des modalités un peu spéciales. Ces particularités cliniques ne sont d'ailleurs pas capitales et possèdent une certaine variabilité.

Quoi qu'il en soit, le type de la fièvre typhoïde est un peu modifié. C'est ainsi qu'en Algérie, on peut voir des formes abortives; en outre, les auteurs qui ont étudié la dothiénentérie ont signalé la brusquerie de son attaque; enfin au début, on remarque souvent des fausses intermittences (forme sudorale, pseudo-intermittente). Les symptômes gastro-intestinaux (anorexie, vomissements) sont en général assez marqués, la constipation remplace souvent les selles diarrhéiques, couleur „soupe aux pois". Cette même constipation se retrouve, au dire de Manson, dans la typhoïde observée sous les tropiques. Le gargouillement iliaque et le météorisme font aussi assez souvent défaut.

Dans la dothiénentérie des contrées chaudes, en même temps que les phénomènes gastro-intestinaux, les symptômes du côté du système nerveux périphérique et central sont également assez marqués.

Les localisations sur le système vasculaire, respiratoire ou urinaire ne méritent aucune mention spéciale. En Algérie, d'après notre confrère le Dr. Crespin 2), les localisations hépatiques ne seraient pas rares, dans certaines épidémies.

Du côté de la peau on observe souvent des sueurs profuses, de la moiteur. Les taches rosées lenticulaires sont souvent plus discrètes et plus

---

1) Ceci j'ai pu le constater à plusieurs reprises.

2) J. Crespin. La fièvre typhoïde dans les pays chauds. 1901.

tardives; elles sont d'ailleurs plus difficiles à dépister sur la peau colorée des individus bronzés par le soleil des tropiques. Les divers érythèmes, soit au cours, soit dans la convalescence de la fièvre typhoïde ne sont pas exceptionnels.

J'arrive aux complications; ces dernières sont simplement celles que l'on rencontre dans les pays tempérés.

Pour notre compte, les hémorrhagies intestinales ainsi que les perforations ne nous ont pas paru beaucoup plus fréquentes qu'en France 1); il faut tenir compte ici de la gravité du génie épidémique et des coïncidences qui peuvent fausser l'impression d'observateurs insuffisamment documentés.

Les autres complications viscérales ou musculaires ne donnent lieu à aucune remarque intéressante.

Les névrites, dont nous avons observé plusieurs exemples, ne sont ni plus graves, ni beaucoup plus nombreuses que dans les contrées tempérées.

Laveran avait été frappé du nombre des parotidites rencontrées chez les dothiénentériques en Algérie. Dans notre statistique qui porte sur deux années, nous en relevons deux cas observés dans une même quinzaine, c'est là une pure coïncidence.

Du côté des complications musculaires et osseuses, je relève dans la même statistique: 2 myosites très étendues des droits de l'abdomen, 1 myosite du jumeau interne à droite; 2 ostéites superficielles du tibia, 1 ostéite de la partie supérieure du péroné droit; ce qui est en somme peu de chose vis-à-vis du nombre de cas traités annuellement à l'hôpital du Dey, à l'époque où j'ai pu faire mes observations.

Au dire de certains auteurs, les septicémies typhoïdiques avec lésions intestinales peu appréciables se rencontreraient encore assez souvent dans la typhoïde aux colonies.

Pronostic, diagnose, traitement. — Aux pays chauds la dothiénentérie est surtout grave par ses associations avec les microbes banals (staphylocoque, streptocoque) et aussi avec la dysenterie, la malaria 2) et la colibacillose 3); c'est là ce qui augmente en grande partie sa gravité et rend la mortalité plus élevée.

Les rechutes sont fréquentes et graves, les récidives ne le sont pas moins 4).

---

1) J'ai du opérer un individu atteint de perforation au cours d'un typhus ambulatorius; l'iléon était extrêmement malade et d'une friabilité inouïe, tout le long de son parcours. (Voir J. Brault. *Statistique arch. provinciales de chirurgie*, mars 1898.)

2) Typho-malarienne.

3) Il est d'autres maladies qui peuvent encore se proportionner avec la typhoïde (la tuberculose, le choléra, etc.).

4) J'ai par devers moi plusieurs exemples concernant Alger. Alors que la morbidité des troupes de la métropole est de 5 pour 1000, elle est ici de 14 pour 1000.

Les particularités cliniques sur lesquelles nous croyons avoir suffisamment insisté plus haut, les associations que nous venons de citer rendent le diagnostic de la dothiénentérie plus difficile aux colonies. Ce n'est pas tout, certaines affections inconnues, ou moins fréquentes dans les pays tempérés, peuvent être confondues avec la dothiénentérie et viennent encore compliquer les données du problème.

Prenons quelques exemples. Je n'apprendrai rien à personne en disant que certains cas de pseudo-continues d'origine purement malariaque ont pu en imposer pour une infection eberthienne. Le typhus dans l'Afrique septentrionale a donné lieu également à de semblables méprises. On sait d'autre part que la dysenterie peut non seulement se combiner avec la typhoïde, mais encore peut, tout en restant pure, évoluer à la façon de la dothiénentérie (dysenterie à forme typhoïde). J'ai été aux prises avec les deux et j'ai été quelquefois dans l'embarras. Dans nos régions il est une affection qui peut surtout prêter grandement à confusion avec la dothiénentérie, c'est la fièvre dite méditerranéenne, maladie encore très difficile à déterminer. Sans doute, on donne des signes de diagnose différentielle entre les deux affections, mais aucun n'est bien tranché; leur ensemble même ne constitue pas un faisceau très caractéristique. Les symptômes suivants sont plus particuliers à la fièvre ondulante: sueurs profuses et nocturnes, constipation, rémissions et rechutes, douleurs et gonflements articulaires, orchites légères, absence de taches rosées lenticulaires. Mais si l'on veut bien se reporter à ce que nous avons dit à propos des particularités cliniques de la fièvre typhoïde dans les pays chauds, on verra que le type fébrile de la dothiénentérie y est souvent mal défini; que beaucoup de signes considérés comme faisant partie du cortège habituel de la fièvre ondulante lui appartiennent également: sueurs abondantes (forme sudorale), constipation, rechutes; il faut y joindre la discrétion des taches rosées lenticulaires dans la typhoïde de nos pays.

Tout ceci revient à dire que le diagnostic clinique, dans nos pays peut-être encore plus qu'ailleurs, doit être éclairé par les méthodes chimiques, histologiques et bactériologiques. Le diazo-réaction, le séro-diagnostic de Wright (micrococcus mélitensis), le séro-diagnostic de Widal (Eberth et paratyphiques) l'examen des microorganismes, leurs cultures, l'examen du sang (absence d'hématozoaires), pourront seuls lever les obstacles (fièvre ondulante, malaria) dans beaucoup de cas trop difficiles à diagnostiquer cliniquement 1).

1) Bien entendu la plupart des fièvres dites climatiques: embarras gastrique *a calore*, synoque des pays chauds, fièvre de quatorze jours, oca, fièvre ardente, fièvre inflammatoire, fièvre catarrhale, ne sont pas autre chose que des dothiénentéries et des paratyphoïdes plus au moins atténuées.

Ajoutons que chez beaucoup de malades qui ont pris plus ou moins de la quinine, il est impossible de retrouver des hématozoaires, bien qu'il s'agisse de malaria.

Le traitement ne nous paraît pas se prêter à des considérations bien spéciales aux pays chauds. En raison de ce que nous avons dit de l'accentuation des troubles gastro-intestinaux et nerveux, l'antisepsie intestinale et la méthode de Brand doivent y être inscrites au premier rang.

Les règles de la prophylaxie sont ici les mêmes que dans les régions tempérées. En fait de prophylaxie individuelle pour le terrain, on devra redoubler de précautions vis-à-vis des causes de débilitation (fatigues, alcoolisme); il faut aussi se garantir de certaines contaminations en proscrivant les coquillages, les légumes crus mangés en salade; on use et on abuse de ces derniers dans l'alimentation aux pays chauds. Quant à la prophylaxie publique, elle consiste comme partout à capter et à amener de l'eau pure; à assainir et désinfecter les logements; à éviter de toutes façons la contagion; à construire de bons égouts étanches et à circulation active; enfin à stériliser les eaux-vannes : épandage, épuration par les agents physiques et chimiques 1). Les villes les plus atteintes sont : Batna, Sétif, Orléansville et Tlemcen.

A la suite de ces généralités sur la fièvre typhoïde en Tunisie et en Algérie, je tiens à insister sur une question des plus intéressantes et des plus controversées : la fièvre typhoïde chez nos indigènes musulmans du nord Africain qui paraissent jouir d'une assez grande immunité.

Il semble bien, que certains auteurs, qui ont écrit anciennement sur l'Algérie, aient établi des confusions à l'endroit de cette maladie encore mal étudiée; c'est ainsi que Bertherand, dans son ouvrage qui date de 1855, considère la fièvre typhoïde (hhcumma mhhareuqa) comme une complication de la dysenterie et des fièvres intermittentes. Il faut donc se méfier des épidémies qu'il signale dans les cercles d'Aumale et de Milianah, en 1850.

Depuis Boudin jusqu'à nos jours, presque tous les médecins militaires qui ont exercé en Algérie (Sorel, Longuet, Ruotte, Chevassu, etc.), comme aussi beaucoup de praticiens civils, soit des hôpitaux, soit de la colonisation, signalent la rareté de la fièvre typhoïde chez les indigènes. Ici, on en voit tout au plus deux ou trois cas par an 2) dans les hôpitaux.

Il est une chose tout d'abord qui *est nettement avérée*, c'est que *nos soldats indigènes*, pendant leur séjour sous les drapeaux, sont atteints dans une proportion infime, comparativement aux soldats Européens. Il suffit de consulter là dessus les chiffres déjà anciens de Ruotte, Chevassu, etc.

1) Les affections paratyphoïdes se rencontrent également dans les deux colonies.

2) Et encore pas tous les ans.

Les proportions de 1 pour 70, 1 pour 100 sont souvent au-dessous de la vérité.

A Mascara de 1841 à 1898, sur 408 décès par typhoïde, Lebon ne relève que 25 décès indigènes; à Mostaganem on retrouve une proportion à peu près identique; en effet pour le même laps de temps on compte 49 décès sur 608.

Malgré le dire de quelques auteurs tels que Frison, je le répète, il y a nettement une sorte d'immunité relative pour les Arabes et les Kabyles adultes vis-à-vis de la dothiénentérie, si fréquente et si sévère au contraire pour les Européens dans nos diverses garnisons d'Algérie en été et en automne.

Cette constatation indéniable a reçu des interprétations fort diverses, nous ne retiendrons que les principales.

Les uns veulent que l'Arabe résiste, vis-à-vis de la dothiénentérie, à la manière du nègre vis-à-vis du vomito, ou encore de la bilieuse hémoglobinurique.

D'autres pensent que l'indigène est atteint un peu comme nous, peut être plus sévèrement que nous, mais surtout dans l'enfance; qu'il y a beaucoup de cas légers 1); qu'en outre, même dans les cas sérieux, on n'a pas recours au médecin et qu'on se contente des prières et sortilèges des marabouts. Certains auteurs, tels que: Bertherand, Sbrana, ont d'ailleurs fourni des *statistiques*, qui tendraient à prouver que les jeunes Arabes atteints meurent de typhoïde dans une très forte proportion. Il y a certainement des cas très graves, il y a peu de temps encore il est passé par mon service un cas qui s'est terminé par la mort. (Il s'agissait d'une petite indigène).

Les arguments que nous venons d'indiquer sont un peu spécieux, aujourd'hui les indigènes ont souvent recours au médecin civil ou militaire, même pour leurs enfants; il serait donc extraordinaire de penser qu'ils s'abstiendraient seulement pour la typhoïde. Quant à la légèreté des cas, qu'on invoque, elle jure avec cette autre assertion, qui fait du milieu indigène un milieu très propice qui permet à la fièvre typhoïde de frapper de très bonne heure.

Enfin la plus grande fréquence dans l'enfance parait difficilement expliquer certains écarts de 100 à 1 et plus chez les indigènes incorporés sous nos drapeaux.

Dans ces dernières années on a cherché à éclairer le problème à la lumière des nouvelles méthodes et on s'est adressé au séro-diagnostic. H. Vincent dans une communication à l'académie de médecine (1898)

---

1) Descosses, *Archiv. de méd. milit.*, décembre 1899, signale un certain nombre de cas n'ayant pas dépassé deux septenaires.

dit que sur 23 indigènes adultes, il n'a obtenu qu'un seul fait bien positif. Lebon en 1899, sur 13 examens a obtenu 1 seule agglutination. Convaincu que la solution de cet intéressant problème relevait plutôt de l'examen du sang *des jeunes indigènes*, j'ai nettement insisté là dessus dans un livre paru au mois d'août 1899. 1)

Tout d'abord, sur une série de 10 examens pratiqués sur des enfants de 8 à 14 ans, j'ai trouvé : 8 résultats négatifs, 1 cas possitif et un cas douteux. Dans une autre série que j'ai communiquée à la société de médecine de Gand, sur 20 cas enfants de 4 à 14 ans, mon préparateur E. Sergent et moi nous n'avons trouvé que deux cas douteux ; tous les autres ont été négatifs. Cela fait en somme :

Réaction	positive	1
—	douteuse	3
—	négative	26

Ces chiffres étaient malheureusement beaucoup trop faibles pour mener à une conclusion ferme. La séro-réaction peut sans doute persister un certain temps après la guérison de l'affection ; on l'a vue se produire encore des mois et même des années après la guérison ; mais dans un assez grand nombre de cas, elle disparaît quelques semaines, ou quelques mois après l'entrée en convalescence. Il faudrait donc un très grand nombre d'examens pour trancher au moyen du séro-diagnostic la question de savoir si l'indigène est pris par la typhoïde, et surtout dans l'enfance ; *la véritable manière d'opérer consisterait à organiser dans ce but une mission en pays Arabe ; on pourrait dès lors faire porter l'examen sur plusieurs centaines d'enfants, la cause se trouverait ainsi jugée sans appel* 3).

Plusieurs auteurs ont appliqué le séro-diagnostic à tous les âges indifféremment ; ici les résultats sont assez contradictoires.

Au mois de décembre 1899, MM. Busquet et Crespin ont communiqué à la Société de biologie une statistique portant sur 60 cas. Sur ces 60 examens, 20 furent positifs, soit 1/3 ; quant aux âges, les auteurs indiquent qu'ils n'ont rien à dire de précis, car le phénomène de Widal ne s'observe pas avec plus de prédilection dans une période de la vie que dans une autre. Les auteurs rapprochent leurs résultats de ceux de Freyer, qui sur 21 Hindous, a trouvé 16 fois des séro-réactions positives.

Par contre, dans un article paru au mois de novembre 1900, M.

---

1) J. Brault. hyg. et prophyl. des mal. des pays chauds. l'Afrique française.
2) Bulletin de la soc. de méd. de Gand août 1900.
3) J. Brault, *Revue d'hygiène*, juillet 1901, la fièvre typhoïde dans les pays chauds.

Chavigny rapporte que Dumain a pratiqué la séro-réaction, sous sa direction, sur 100 indigènes de tout âge; il n'y a pas eu un seul cas positif.

Enfin plus récemment dans le Lyon médical (31 janvier 1904) Dumain dit qu'il a pratiqué la séro-réaction sur 199 enfants ou adolescents indigènes, ainsi répartis:

De 3 à 5 ans	54
De 6 à 10 ans	76
De 11 à 15 ans	60
De 16 à 20 ans	9
Total	199

Tous les résultats ont été négatifs, il en a été de même pour 13 adultes civils et 46 tirailleurs.

Ses examens ont également porté sur 75 Israélites, et là il a trouvé 13 cas positifs (1901).

Ces chiffres de Dumain joints à ceux de Vincent, Lebon et aux nôtres, vont bien avec ce qu'on peut observer en clinique.

Les Israélites indigènes sont atteints dans une proportion sensiblement plus faible que les Européens 1).

Pour en revenir aux Musulmans, dernièrement encore le Dr. Vidal qui a observé dans le cercle d'Aïn-Sefra, rapporte que parmi nos troupes employées à la police du Sud Oranais, la proportion des indigènes a été seulement de 3 p. 1,000, alors que les Européens étaient pris dans une proportion 47 fois plus forte. Ce même auteur ajoute que durant 4 années passées dans le cercle d'Aïn-Sefra, il n'a jamais été appelé dans les ksours pour la fièvre typhoïde, qu'il n'a jamais vu un seul enfant atteint de cette affection, alors qu'on venait au contraire fréquemment le chercher pour d'autres affections, la coqueluche, etc. . . .

En somme de tout ce que nous venons d'exposer il résulte:

1⁰. Que les indigènes Musulmans d'Algérie présentent une *certaine immunité naturelle vis-à-vis de la dothiénentérie ;*

2⁰. Que cette immunité pour n'être pas *absolue* est *très nettement sensible ;*

3⁰. Que la dothiénentérie *quoique très rare,* est *en général plutôt grave chez les indigènes à tous les âges* 2); je dis en général, car il est bien

1) 9 pour 10.000, comme les Espagnols, contre 10 pour 10.000 Italiens et 16 pour 10.000 Français. (Crespin).

2) Petit détail à signaler: chez les indigènes les taches rosées lenticulaires sont rares, quand elles existent d'ailleurs, elles sont plus difficiles à dépister, en raison de la teinte foncée des téguments.

entendu, qu'on peut voir aussi de temps à autre des cas légers 1).

Infections paratyphoïdes. — Ces infections se rencontrent assez fréquemment dans le nord Afrique ; à Alger, nous en avons observé un certain nombre de cas.

Typho-malaria. — A côté de la dothiénentérie, je dois signaler en passant la typho-malaria due à l'évolution simultanée de la typhoïde et du paludisme aigu.

Fièvre dite de Malte. — Aussi bien en Tunisie qu'en Algérie on a signalé la fièvre de Malte, tout au moins dans les grandes villes du littoral. On peut observer ici tous les types de fièvre Méditerranéenne: type ondulatoire le plus typique 2), type malin, type intermittent. Les complications articulaires sont parfois assez sévères, chez 2 malades j'ai observé des douleurs très violentes et persistantes du côté de la hanche. J'ai vu la maladie chez des gens de la classe aisée et chez les gens de la classe pauvre. Depuis mon mémoire sur la fièvre ondulante à Alger 3), il est un quartier de notre ville où j'en ai vu plusieurs cas peu espacés les un des autres, quartier de la marine, à proximité de l'amirauté.

Il est probable que les indigènes des centres atteints paient aussi leur tribut à la maladie, mais jusqu'à présent je n'en ai pas d'exemple contrôlé par le séro-diagnostic 4).

Typhus exanthématique. — En Algérie, c'est principalement pendant la saison froide, qu'on voit éclore ses manifestations épidémiques. La maladie d'ailleurs couve toujours dans les quartiers indigènes des villes

1) Dernièrement on a cité ici quelques cas légers chez des enfants indigènes, mais il est vrai que pour la plupart, il s'agissait de cas observés en ville, dans des conditions un peu particulières.

2) Ces ondes présentent une grande irrégularité comme intensité et comme durée. En dehors des ondes primordiales, il y a d'autres caprices de la courbe; on peut observer un augment matinal, un baisse au milieu du jour et un augment vespéral, ou encore une chute dans l'après-midi ou dans la soirée; d'un jour à l'autre l'heure du fastigium peut sensiblement changer.

3) J. Brault Arch. gén. de médecine 1903. La fièvre ondulante à Alger. Dans ce mémoire je citais 2 cas où le séro-diagnostic de Wright, fait d'ailleurs un peu tardivement, ne m'avait pas donné de résultats; depuis j'ai vu d'autres cas où j'ai au contraire trouvé une séro-réaction positive; dans les premiers cas il s'agissait d'ailleurs de malades, chez lesquels je n'avais pas pu répéter plusieurs fois le séro-diagnostic.

4) Ici tout le monde connait la contamination par le lait de chèvre, il faut toutefois reconnaitre que les chèvres dont le lait se trouve contaminé sont tout-à-fait l'exception. J'ai soigné des gens atteints de fièvre de Malte qui n'avaient jamais bu du lait en question. La contamination par les urines n'est pas facile à établir, en dehors de ces moyens de transmission il y a peut-être autre chose. Il est un peu draconien de prohiber l'entrée du bétail Maltais d'une façon absolue, mais une surveillance rigoureuse s'impose.

(cafés Maures, fondoucks), et dans certains centres si mal tenus de l'Aurès et de la Kabylie, où l'on constate des cas sporadiques marquant une légère endémie, qui se réchauffe par les temps de misère et de famine (épidémies).

Les quartiers populeux des villes 1), les prisons lui paient périodiquement un certain tribut.

Dans ces dernières les indigènes apportent le germe de la maladie dans les plis de leurs burnous effilochés. C'est pourquoi en 1898, chargé d'inspecter la prison de Barberousse à Alger, où l'*on prétendait* qu'il y avait de nombreux cas de typhus, j'ai surtout insisté comme moyen prophylactique sur la désinfection sévère des personnes et des vêtements à l'entrée dans l'établissement 2).

Chose curieuse, que Kelsch a bien mise en lumière, en compulsant les documents de la formidable épidémie de 1867-68, ce ne sont pas les „*mesquines*" qui paient à la maladie le plus fort tribut, mais bien ceux qui placés dans des conditions physiologiques meilleures, les approchent d'un peu près. Par les temps de grandes famines, les indigènes faméliques et sordides, atteints d'affections diverses (pneumonie, dysenterie, diarrhée, etc.) portent le germe du typhus, le véhiculent, le transmettent autour d'eux, mais il semblent qu'ils soient moins atteints eux-mêmes que leur entourage immédiat 3).

La misère, l'ignorance et l'insouciance des populations Musulmanes, entretiendront encore longtemps le germe du typhus pétéchial sur la terre d'Algérie.

Signalé une première fois en 1861, dans le massif de Bougie, le typhus a sévi de 1863 à 1866 dans la province de Constantine; en 1867, il reparut en se généralisant. A Alger, signalons une petite épidémie en 1879, une autre épidémie en 1894 et une autre en 1898. Pendant l'épidémie de 1894 on a relevé 78 cas chez des Européens, 6 chez les Israélites et 122 chez les Musulmans. Depuis une quinzaine d'années, à diverses reprises, du foyer Kabyle ont rayonné plusieurs épidémies qui se sont étendues vers l'est (Sétif, Constantine, Bougie) et vers le sud (Batna, Kenchela, Biskra). Ces épidémies ont eu leurs historiens (Liron, Bruncher, Dommartin). Bruncher insiste tout particulièrement sur les complications gangréneuses du typhus chez les indigènes.

---

1) A Alger, même en dehors des épidémies, presque tous les ans il y a quelques hospitalisations, elles sont heureusement rares.

2) J. Brault, Hygiène et prophylaxie dans les pays chauds. — *L'Afrique Française*, 1899. Ces mesures ont été prises.

3) D'ailleurs l'éruption apparait moins bien sur leurs téguments foncés.

Ce qui se passe en Algérie, existe également dans la Régence de Tunisie 1).

Typhus récurrent. — Le typhus récurrent, commun dans beaucoup de pays chauds (Hindoustan, Chine, Egypte, etc.), a été signalé en Algérie (Billet, Guérard). Ce dernier auteur a rapporté une petite épidémie qui a sévi sur les indigènes de la mechta d'Aïn-Smaïn (commune mixte de La Calle), il compte 26 cas, mais 5 cas seulement ont été observés par lui ; dans l'un de ces cas, le sang du malade examiné au laboratoire de Constantine, a donné un résultat positif ; on y a trouvé des spirilles d'Obermeier. D'ailleurs Lafforgue a produit également 22 observations prises chez des indigènes Tunisiens, la courbe n'était pas très caractéristique, mais l'examen du sang en amenant la découverte du spirille a permis le diagnostic. L'auteur pense que les Arabes sont plus prédisposés à contracter l'affection. La promiscuité dans les fondouks, les gourbis, parait surtout favorable aux épidémies familiales, on sait que les punaises 2) jouent parfois un rôle d'animal vecteur dans cette affection.

Diphtérie. — En Tunisie et en Algérie, la diphtérie est moins fréquente qu'en France, Loir prétend que l'affection est assez rare et bénigne dans la Régence et il aurait surtout observé des angines pseudo-diphtériques ; il n'en est malheureusement pas tout-à-fait de même en Algérie, au moins dans les villes. En ce qui concerne Alger, j'ai pu m'en rendre compte alors que j'étais chargé de la clinique infantile à l'hôpital de Mustapha. Maintenant les cas sont dirigés sur El-Kettar ; en consultant les statistiques de cet établissement on pourra voir que la diphtérie conserve ici-même une certaine malignité, il en est un peu de même partout dans les grands centres Algériens.

Grippe, méningite cérébro-spinale, coqueluche. — La *grippe ou influenza* dans la fin du siècle dernier a atteint maints pays chauds, elle sévit depuis longtemps en Algérie et sur les Européens et sur les indigènes.

La *méningite cérébro-spinale* se développe de temps à autre chez nous, à l'état épidémique ; elle *n'épargne nullement les Arabes*, j'en ai vu plusieurs cas dans mon service annexe des pays chauds en 1901. Dans l'épidémie d'Alger, (1901) relatée par A. Cochez et Lemaire, on trouve 5 indigènes sur 44 cas ; ce qui semble une faible proportion ; mais il faut immédiatement ajouter qu'en même temps Moret qui observait à Marengo (23 cas et 12 morts) a vu la maladie atteindre surtout la population indigène.

---

1) De temps à autre nous en observons des cas sporadiques qui viennent s'égarer dans notre service et que nous devons évacuer sur l'hôpital d'isolement.

2) Et peut être aussi les poux.

La *coqueluche* n'épargne pas non plus nos indigènes; et dans les villes et dans les *douars* elle détermine des épidémies assez fréquentes ; on la retrouve jusque dans les *ksours* du grand sud.

Peste. — La peste qui a sévi autrefois à l'état épidémique en Algérie et en Tunisie ne s'y est plus montrée depuis 1827 ; sauf à l'état de rares cas sporadiques. Ces dernières années elle a pénétré dans divers ports Bougie, Philippeville et à Blidah ; ces temps derniers on la signalait encore à Oran etc.

Choléra. — Le choléra a souvent visité nos possessions du nord-Afrique au cours du siècle dernier: épidémies de 1834, 1835, 1837, 1849, 1860, 1865, 1867, 1884, 1893. Au cours de toutes ces épidémies, les Européens et les indigènes ont été sérieusement atteints par le fléau. Pour ne parler que de la dernière manifestation du choléra épidémique de 1893 en Algérie, le foyer initial paraît avoir été Biskra, et les premières personnes atteintes furent des indigènes. C'est de ce premier centre, que la maladie s'est diffusée, *aidée et renforcée dans son extension par les marchés et les pèlerinages des indigènes.* Le choléra a un peu atteint la province d'Alger, mais il a surtout sévi dans la province de Constantine qu'il a visité du Sud au Nord, les communes mixtes de Fedj-M'Zala et d'El-Milia ont été surtout atteintes; on peut évaluer le nombre des cas à une quinzaine de mille. On a relevé 6,211 décès chez les indigènes et 120 chez les Européens. Étant données l'incurie et la malpropreté des indigènes dans certains centres frappés, on est étonné que le choléra n'ait pas encore fauché plus d'existences.

Toutes les formes cliniques habituelles de la maladie se sont montrées chez les indigènes; toutefois il faut signaler, que le choléra sec et le choléra foudroyant ont été assez souvent observés.

Sans doute, le choléra épidémique a surtout été importé de France et d'Espagne etc. dans le Nord Afrique; toutefois, pour cette maladie comme pour la peste nous devons avoir constamment l'œil sur les pèlerinages de La Mecque qui restent toujours une menace pour nous.

Dysenterie (*Djerian ed demm*). — La dysenterie règne à l'état endémique, tant dans la Régence de Tunis qu'en Algérie. Elle sévit surtout en été dans les camps et dans les campagnes, donnant la main à la malaria et à la fièvre typhoïde pour renforcer encore la morbidité et la mortalité de la période estivale. Pendant mon séjour au Dey j'ai vu un certain nombre d'épidémies très sérieuses ayant pris naissance au camp d'Hussein-Dey, aux environs d'Alger. A plusieurs reprises nous eûmes des cas algides de la plus haute gravité. D'ailleurs d'une façon générale on considère la dysenterie comme trois fois plus meurtrière qu'en France, c'est du moins ce qui ressort des statistiques médicales de l'armée.

Dans le sud la dysenterie est encore plus grave que dans le Tell et enlève les enfants Européens en bas âge, s'opposant ainsi à l'acclimatement. Il faut toutefois reconnaître que comme la malaria elle se montre moins sévère qu'aux premières périodes de notre occupation. Quant aux indigènes, les épidémies de dysenterie sont déjà relevées par Bertherand.

Lors d'une enquête que j'ai dû faire sur le pénitencier de Sidi-Khalifa, près de Port-Gueydon, en Kabylie, j'ai relevé un certain nombre de cas de dysenterie chez de jeunes détenus indigènes (1900).

Partout où l'on campe, partout où l'on se trouve dans des installations provisoires, paraissent la malaria et la dysenterie chez les indigènes comme chez les Européens.

D'ailleurs au cours des nombreux rapatriements de nos expéditions coloniales (Dahomey, Tonkin, Madagascar), j'ai observé que nos troupes indigènes étaient il est vrai un peu moins touchées que les autres, mais étaient cependant loin d'être indemnes, et certains sujets présentaient des dysenteries très graves.

Dans la statistique de mon service annexe des pays chauds (Hôpital de Mustapha) pour l'année 1901, je relève cinq cas sérieux avec deux décès chez des indigènes.

On peut observer, soit la dysenterie épidémique, bacillaire; soit la dysenterie endémique amibienne.

Comme dans les colonies tropicales, mais moins fréquemment bien entendu, on observe aussi des dysenteries chroniques 1).

Hépatites. — Nous devons dire que les gros abcès du foie compliquent de temps à autre la dysenterie dans ces pays et cela plus souvent que dans les contrées tempérées; l'abcès du foie n'est pas une rareté en Algérie et en Tunisie.

Le foie peut être touché à un degré moindre dans les pays chauds dont nous nous occupons actuellement, je veux parler de ce que l'on décrit en médecine sous le nom de congestion hépatique. Dans ces régions, la constipation habituelle ou la diarrhée chronique, les lenteurs des digestions, l'abus des boissons alcooliques, le paludisme, la dysenterie peuvent provoquer et entretenir un certain degré d'hyperhémie de la glande hépatique. Tantôt on observe la *congestion aiguë* qui dure environ deux semaines et se caractérise : par une augmention de la matité hépatique, de l'ictère, une fièvre à type rémittent, des douleurs hypochondriaques, des nausées et des vomissements; tantôt on rencontre, et ceci

---

1) Depuis 1901, nous nous servons avec succès du Kho-Sam dans le traitement de la dysenterie, les formes amibiennes sont très rapidement améliorées, quand elles viennent à temps.

plus fréquemment, ce que l'on désigne sous le nom de *congestion chronique*, cette forme atteint surtout les vieux impaludés; on note les mêmes phénomènes que tout à l'heure, mais un peu atténués.

Tuberculose. (Meurd-Dhaf). — Plusieurs auteurs prétendent que la tuberculose est peu fréquente en Tunisie, il n'en est pas de même en Algérie dans les divers milieux.

La tuberculose pulmonaire et les tuberculoses chirurgicales pullulent chez les Européens, tout au moins chez ceux qui fréquentent les services hospitaliers.

L'influence du climat sur la phthisie est très variable; sans doute, beaucoup de tuberculoses torpides sont prolongées, améliorées, ou même finissent par guérir en Algérie. Mais dans ce pays la tuberculose à marche aiguë ne se trouve pas bien en général de nos changements trop brusques de température, et de notre atmosphère saturée d'humidité.

Pour les indigènes, il faut tenir compte de plusieurs choses:

1⁰. De la sélection qui se fait dès le bas âge, ne laissant subsister que ceux qui se défendent le mieux;

2⁰. Du genre de vie, on doit faire une distinction entre les habitants des villes et des campagnes, entre les nomades et les sédentaires. Ceux qui vivent au grand air sous la tente sont moins atteints que ceux qui s'entassent dans les gourbis, dans les fondoucks, les cafés Maures, les échoppes, les écoles Arabes et les maisons sans air des rues plus qu'étroites des quartiers indigènes (femmes claustrées, cordonniers, bijoutiers, tailleurs) 1).

Dans les garnisons les tirailleurs et les spahis, bien que selectionnés et dans de meilleures conditions hygiéniques, paient un assez lourd tribut à l'affection; c'est qu'ici intervient un nouveau facteur: l'alcoolisme (anisette, absinthe), qui prépare souvent le terrain chez ces soldats de carrière.

En 1901 à l'intérieur en France les pertes de l'armée sont de 6,91 pour 1,000 par réforme et de 0,98 par décès; en Algérie, on trouve en regard de ces chiffres: réforme 4,84 pour 1,000 et décès 1,33. Les régiments de tirailleurs comptent: réformés 4,83 pour 1,000, décès 1,64: les spahis, respectivement 3,59 et 1,93 pour 1,000.

1) La tuberculose chez les bovidés indigènes est absolument exceptionnelle, il en est tout autrement du bétail immigré: près de 10 % des vaches laitières ainsi transportées sont tuberculeuses. Quant à la tuberculose aviaire (volailles), l'espèce autochtone parait assez réfractaire à la maladie, les autres espèces sont au contraire très souvent contaminées; aujourd'hui on a fait bon marché des expériences de Straus, mais malgré l'identité de la tuberculose humaine et de la tuberculose aviaire, il ne faut pas faire trop état de cette dernière pour la contamination des indigènes; il s'agit en effet principalement de tuberculoses fermées (viscères abdominaux, foie surtout). Toute viande tuberculeuse doit être saisie; il faut interdire l'établissement de vacheries en pleine ville.

D'ailleurs, la proportion des déchets par tuberculose dans ces diverses troupes indigènes augmente tout doucement avec les années; la proportion pour les tirailleurs va de 5,57 pour 1,000 en 1888, à 5,99 en 1900; et pour les spahis il en est de même : 4,07 pour 1,000 en 1888 et 4,98 en 1900 1).

Cet accroissement bien dépisté par la statistique de l'armée, existe également pour la population civile ; la tuberculose était moins fréquente autrefois.

Dans nos villes et sur les Hauts-Plateaux les indigènes sont souvent atteints; les nègres qui s'aventurent déjà dans ces régions par trop septentrionales sont encore plus touchés. Au contraire, dans le grand sud, en raison des mœurs et du climat la tuberculose est beaucoup plus rare.

Dans les villes du Tell les femmes Mauresques qui ne sortent pas, sont souvent contaminées, ainsi que leurs nourrissons. Depuis que nous avons des auxiliaires indigènes dans notre service, nous voyons de temps à autre de ces femmes à notre consultation. Elles s'y présentent avec des paquets d'adénites tuberculeuses qui m'ont rappelé ce que j'ai vu autrefois sur des prisonniers que j'étais appelé à soigner.

Il serait intéressant de pouvoir donner des statistiques fermes ; mais on n'a encore aucune donnée bien précise sur la morbidité générale chez les indigènes Musulmans d'Algérie 2).

Sans doute l'organisation plus complète de l'hygiène et de l'assistance publique en Algérie, la création des nouvelles infirmeries permettront d'obtenir désormais des renseignements précieux sur ce qui se passe dans le véritable milieu indigène.

Tout à l'heure j'ai peut-être été un peu loin en disant qu'il n'y avait aucun chiffre, nous en avons quelques uns, mais les quelques statistiques concernant les indigènes sont trop peu nombreuses et trop variables, suivant les points où elles ont été recueillies, pour que nous puissions en tirer des conclusions précises.

Dans la colonie certaines causes sont susceptibles de retentir sur la propagation et la marche de la tuberculose, citons les principales.

Pour ce qui concerne l'habitation et le vêtement je me suis plutôt occupé de la chose à propos de l'hygiène spéciale, car les conditions défectueuses qu'on rencontre de ce fait, ne mènent pas simplement à la

1) A l'hôpital de Mustapha (1900 -1905), Gillot a trouvé 8011 indigènes traités avec 2952 décès dont 917 par tuberculose pulmonaire, soit 31,27 pour 100 de mortalité tuberculeuse.

2) En Algérie, la mortalité générale par tuberculose pulmonaire (Européens), serait de 18.9 pour 10.000 habitants et de 63.8 pour 1000 décès généraux. (Crespin).

tuberculose. Signalons seulement en passant : l'insuffisance du cube d'air, le coucher anti-hygiénique, au ras du sol, sur les nattes 1) ; l'échange et la vente de vêtements usagés, non désinfectés.

Il y a longtemps qu'on sait que la variole fait un peu le lit à la tuberculose ; ici, il nous faut donc tenir compte et de la fréquence de la variole, et de la variolisation chez les indigènes.

On a accusé la vaccination Jennérienne d'augmenter la réceptivité ; je crois que la variole est autrement dangereuse.

La susceptibilité de nos indigènes pour les affections des voies respiratoires n'est peut-être pas sans influer sur leur prédisposition à la tuberculose pulmonaire.

La malaria, la dysenterie, la syphilis, le famélisme 2), l'encombrement, la promiscuité, le manque de protection contre les intempéries ont bien aussi leur rôle dans la préparation du terrain.

Malgré la sélection toutes ces causes aggravent le pronostic de la tuberculose chez les indigènes qui meurent dans une plus forte proportion que les Européens atteints de la même affection.

Ces mêmes causes accélèrent la marche de la tuberculose ; et de même que la syphilis, la maladie qui nous occupe en ce moment, double souvent les étapes chez les aborigènes de nos régions et la maladie présente surtout une allure subaigüe ; elle a des manifestations multiples ; autre point à noter, les infections souvent associées viennent encore assez fréquemment accélérer son allure déjà rapide.

On comprend donc aisément que, malgré le climat, l'insolation, la luminosité, nos indigènes paient un lourd tribut à la mortalité par tuberculose.

En effet si le climat de nos régions côtières est favorable aux tuberculoses torpides, il est loin d'avoir les mêmes effets sur les formes aigües et subaigües, surtout quand il s'agit d'aborigènes qui séjournent toute l'année dans le pays et ne peuvent se soustraire aux chaleurs déprimantes de l'été.

Ce n'est pas seulement la tuberculose pulmonaire qu'on rencontre souvent chez les indigènes des villes, mais toutes les tuberculoses viscérales et externes : tuberculose des os, des articles, lupus. On verra plus loin

---

1) Il résulte d'enquêtes bien conduites, que si le coefficient est de 20, pour les maladies contagieuses, vis-à-vis d'une chambre habitée par 2 personnes, il devient de 79, si le même appartement abrite plus de 10 personnes.

2) Par curiosité nous avons pesé dans notre service 2 faméliques adultes provenant de Tablat, l'un pesait 31 Kilog., l'autre 34.

aux affections de la peau, les chiffres en ce qui concerne la tuberculose cutanée 1).

Pour ce qui regarde la tuberculose des os, il y a certaines localisations plus rares. Les maux de Pott sont peu nombreux, j'en ai cependant par devers moi quelques exemples et il n'y a pas très longtemps, mon interne, M. Lombard, m'en a signalé un nouveau cas, il est vrai qu'il s'agissait d'un enfant né d'un père Arabe et d'une mère Européenne. Les coxalgies ne sont pas non plus très fréquentes, et je compte les cas que j'ai pu observer 2).

La prophylaxie de la tuberculose chez les indigènes est un gros problème de sociologie; on doit chercher à isoler le plus possible les contagieux par l'hospitalisation 3) qui est rarement acceptée d'une façon durable. Pour le reste, le but à poursuivre est l'éducation hygiénique de la masse par tous les moyens habituels de propagande, il faut prêcher la propreté, la nécessité de l'air pur dans les habitations, empêcher les excès (alcoolisme), faire la prophylaxie de la variole, traiter les tares héréditaires comme la syphilis, toutes choses qui font le lit à la tuberculose. Il faut, et c'est là que se trouve surtout la grosse pierre d'achoppement, relever les conditions de bien être et le taux de l'alimentation, le plus souvent insuffisant; c'est en secouant l'apathie, en faisant aimer un travail un peu rémunérateur, qu'on pourra y parvenir.

Lèpre (*Baras*, *Beurst*). — Alors que dans les ports du Tell, nous voyons des lépreux d'origine Espagnole et Maltaise, on peut au contraire observer dans l'intérieur quelques spécimens de lèpre chez les indigènes. Brassac, il y a déjà longtemps, indique que certains villages indigènes Arabes et Kabyles sont atteints: vallées de l'Atlas, régions de Biskra. Il est bien certain que les premières informations données par les médecins militaires, au début de la conquête, sont un peu floues et manquent peut-être de toute la précision scientifique désirable. (Bertherand, Arnould, etc.). Il est bien probable cependant, que parmi les cas cités il y avait quelques cas de lèpre authentique. Quoi qu'il en soit, la syphilis et la tuberculose ont dû être mélangées avec la maladie en question. Le premier médecin qui paraît avoir reconnu la lèpre d'une façon positive en Algérie, est le

1) J'ai perdu un jeune indigène de méningite tuberculeuse: de cobayes inoculés avec son liquide céphalo-rachidien, sont morts tuberculeux.

2) Autrefois j'ai été à même de voir la tuberculose des os et articles chez les enfants indigènes, alors que j'étais chargé de la clinique infantile. Voir J. Brault, Statistique Chirurgicale. — *Arch. prov. de Chir.* 1898.

3) Hospices, hôpitaux, sanatoria de fortune plus ou moins annexés aux infirmeries indigènes. On sait que le sanatorium type doit être: fermé, discipliné, aseptique; choses difficiles à obtenir de nos sujets.

médecin principal Léonard. Voici ce que dit *textuellement* M. Gémy, mon prédécesseur, dans sa clinique d'ouverture 1898—1899 (Brochure de l'imprimerie Jourdan, 1898, Alger).

„C'était en 1864 ou 1865, j'avais dans le service de chirurgie un indigène présentant un facies spécial avec des tumeurs et des ulcérations sur tout le corps dont la nature m'était inconnue. Je fis appel à la science du docteur Léonard, *il n'hésita pas à porter le diagnostic de lèpre tuberculeuse et m'affirma avoir observé plusieurs cas semblables parmi les indigènes dans sa carrière de médecin militaire en Algérie.* A cette époque la lèpre était pour nous un véritable mythe et jamais, ni dans l'enseignement des facultés, ni dans les livres classiques nous n'en avions entendu parler. C'était une maladie dont le souvenir se perdait bien loin dans le passé. Ce n'est que beaucoup plus tard, en 1885, après une fréquentation assidue de plusieurs mois à l'hôpital St. Louis, où se trouvait une douzaine de lépreux, que je pus par un diagnostic rétrospectif confirmer celui que le Dr. Léonard avait porté sur mon malade."

Bien entendu, toutes ces choses ont été précisées par Gémy, qui s'est occupé le premier de la question d'une façon complète.

Pour mon compte, j'ai bien soigné ici une trentaine de lépreux; sauf un indigène (Kabyle) et un Algérien provenant des Issers et n'ayant pas quitté le pays 1) tous étaient des cas importés (Espagne, Malte, France, Suisse, Brésil); je sais qu'on a parlé de cas pris en Algérie par des Espagnols; ainsi que je l'écrivais déjà en 1905 (hygiène et pathologie des indigènes Algériens) jusqu'à plus ample informé, je persiste à croire que la meilleure prophylaxie, *surtout pour notre bourse,* consisterait à obtenir l'arrêt au débarquement et le rapatriement pour les cas déclarés après l'arrivée. Dans nos pays l'isolement absolu est d'une pratique difficile, les inspections sont illusoires 2).

A notre clinique, nous avons en permanence une demi-douzaine de lépreux, les formes cutanées dominent, nous avons cependant eu de beaux spécimens de lèpre antonine 3).

1) On peut y joindre une jeune Espagnole qui n'avait fait en dehors de l'Algérie qu'un court séjour à Marseille.

2) Voir J. Brault. Archiv für Schiffs- und Tropenhygiene. Avril 1908.

3) Inutile de dire que nous avons essayé un peu tous les traitements, sans succès du reste; le traitement par l'atoxyl tenté dernièrement sur 4 de nos lépreux nous a donné quelques améliorations, il s'agissait du reste de cas avancés. Nous avons essayé aussi la médication salée.

Dans les relevés de la clinique dermatologique de 1894 à 1902, nous trouvons trois cas chez des indigènes mâles et un chez une femme (Gémy). Divers auteurs dans ces dernières années ont relevé des cas de lèpre chez des indigènes (Vincent, Rouget, Leroy, Legrain, etc.). Nous même dernièrement juin 1907, nous en avons eu un cas dans nos salles, l'indigène en question était en outre porteur d'une gale invétérée, ce malade était un Kabyle venant de Maillot.

En Tunisie quelques cas de lèpre ont été également signalés, tout d'abord par les médecins de l'armée. Dernièrement Nicolle et Bastide ont donné une statistique, on y relève: 35 Musulmans, 5 Israélites, 5 Français, 5 Italiens, 14 Maltais, c'est surtout sur la côte (Tunis, Djerba) que la maladie a été observée. Les médecins militaires ont signalé un foyer dans le sud Tunisien, à Zarzis, (7 cas).

Mycoses. — L'actinomycose existe en Algérie, et en Tunisie, mais il ne faut pas exagérer sa fréquence.

On a signalé une douzaine d'observations de *mycétome* chez des indigènes; nous avons nous mêmes récemment relaté une observation de mycétome à grains gris (oospora Madurae) variété néoplasique.

En Tunisie, (Brunswic-le-Bihan, Nicolle et Pinoy), ont rapporté un cas de mycétome du à une aspergillose du pied (stérigmatocystis nidulans).

J'ai rencontré quelques cas de blastomycose chez des Européens et des indigènes (membres inférieurs et supérieurs et sur le tronc).

Morve, farcin, rage. — La morve et la farcinose cutanée se rencontrent de temps à autre chez l'homme dans nos pays; la rage est malheureusement encore assez fréquente surtout chez les indigènes 1); les mesures de police, qui, si elles étaient bien comprises, pourraient en grande partie nous préserver, sont déjà lettre morte dans nos villes et dans les communes suburbaines; à plus forte raison en pays Arabe sont elles complètement éludées 2).

L'ophtalmo-réaction de la tuberculine est à l'ordre du jour, elle a été essayée sur 5 lépreux du service, nous comptons 2 résultats positifs et 3 négatifs. Parmi les 2 cas positifs un cas a été reconnu indemne de tuberculose et par l'examen clinique et par l'épreuve expérimentale, l'autre au contraire était atteint à la fois de lèpre et de tuberculose.

Depuis la publication de notre statistique dans les Archiv für Schiffs- und Tropenhygiene, nous avons eu deux cas nouveaux un Français ayant séjourné dans l'Amérique centrale et une femme Espagnole.

1) Voir les statistiques de l'Institut Pasteur.

2) Comme dans l'Inde, nos indigènes pratiquent l'opothérapie vis-à-vis de la rage, ils absorbent dans une datte le sang ou un morceau de foie de l'animal qui les a mordu. L'opothérapie se pratique aussi contre la peur; dernièrement un Espagnol de notre service qui avait été sur le point d'être blessé par une panthère, attribuait ses accès de fièvre à cet accident, pour s'en débarrasser, il avait mangé du foie de ce fauve.

La rage est également assez répandue en Tunisie d'après les auteurs qui ont écrit sur ce pays.

Paludisme. — D'une façon générale la malaria reste sévère pour les colons et pour les indigènes qui sont occupés aux travaux agricoles, ou encore aux fondations dans la campagne (terrassiers); les palefreniers, les individus employés dans les forges de campagne, nous ont paru également payer un assez lourd tribut à la maladie; les anophèles fréquentent les coins obscurs des étables et des écuries, ils sont peut-être aussi attirés par la chaleur chez les forgerons.

On sait que les anophèles piquent à peu près exclusivement la nuit; aussi, ce sont surtout les individus qui couchent à la belle étoile, à la saison chaude, qui sont les plus atteints.

Les grandes plaines (Chéliff, Mitidja 1) en Algérie, Medjerdah en Tunisie etc.), les vallées sont surtout entachées par le paludisme. Citons parmi les régions les plus insalubres: dans la province d'Alger le lac Alloulah et les bords de la Chiffa, les marais de Ferguen, de Chaïba, le Mazafran, dans la province d'Oran les plaines du Sig et de l'Habra; dans la province de Constantine la plaine de la Seybouse (environs de Bône) et le lac Fezzara; la gare d'Aïn-Delia, située près de ce dernier lac, a été surnommée „le tombeau des chefs de gare".

L'endémie palustre est beaucoup moins grave en Tunisie qu'en Algérie.

Le paludisme est fréquent le long du littoral, surtout aux embouchures de ces multiples cours d'eau Algériens, à bords fangeux, à estuaires ensablés.

Sur les hauts plateaux qui succèdent au Tell, la malaria est bien plus rare 2), de même que dans les oasis du Sud. Cependant, même dans ces régions méridionales, la malaria apparait toutes les fois qu'il y a des eaux stagnantes; El-Goléah est „fiévreux", depuis qu'on y a créé un lac artificiel.

Ce ne sont pas seulement les cours d'eau à moitié desséchés durant la période estivale et les marais, dont il faut tenir compte, mais encore des flaques d'eau souvent difficiles à dépister, parce qu'elles siègent en pleine brousse 3) ou en forêt; dans les bois les premières pluies d'automne sont souvent pernicieuses.

Ce sont les années sèches et chaudes qui sont les moins chargées; quand la pluie tombe au contraire tardivement, à la fin du printemps

---

1) La plaine de la Mitidja a couté la vie à plusieurs générations de colons.

2) On rencontre toutefois des anophèles et des contrées „fiévreuses" à des hauteurs relativement élevées (vallées de la Kabylie).

3) L'assainissement est surtout facile en pays plat et découvert, c'est ce qui explique le succès, d'ailleurs facile, des Anglais à Ismaïlia.

ou au commencement de l'été, l'année est mauvaise et la malaria redouble.

Ces pluies tardives constituent des mares, des trous d'eau, où viennent pondre au moment propice les femelles des anophèles.

Les dernières périodes que nous venons de traverser ont été très instructives à cet égard. En 1900, 1901 et 1904, années pluvieuses dans les conditions que nous venons de relater, le paludisme a été très sévère. Pendant l'été de 1901, dans ma clinique annexe des maladies des pays chauds, j'ai vu défiler plus d'une centaine de cas, dont plusieurs très graves, et j'ai noté sept accès pernicieux. Je dois ajouter immédiatement, que sur ce nombre, les indigènes m'ont fourni une vingtaine d'entrées; quelques cas ont été sérieux, ils se manifestèrent principalement chez des ouvriers occupés à la construction d'une soufrière dans les environs d'Alger.

En 1902 et 1903 au contraire, années sèches, la morbidité a été bien moindre.

Nos indigènes sont *parfois infestés par l'hématozoaire sans présenter d'accès fébriles;* la chose est surtout vraie pour les enfants, c'est là une chose à retenir pour la prophylaxie de la malaria (réserves de virus à détruire).

La symptomatologie des accès soit chez les Européens, soit chez les Arabes ne fournit pas matière à des considérations bien spéciales.

Cependant nous avons souvent observé, chez nos indigènes surtout, des accidents bronchitiques au moment de l'accès.

Le type quarte semble plus répandu en Kabylie; les types quotidiens et tierces sont les plus fréquents; les formes irrégulières sont également très souvent observées chez les vieux paludéens.

C'est en juin qu' éclate le paludisme primaire; au début de la saison les types sont assez réguliers, on observe aussi des types continus ou rémittents; lorsque la saison chaude bat son plein, les formes s'aggravent et c'est alors seulement qu'on voit les accès pernicieux.

Les rémittentes, de même que les pseudo-continues palustres, sont insidieuses à leur début et ne présentent pas les caractères du paludisme, les frissons sont rares, l'embarras des voies digestives est assez marqué; j'ai observé parfois une certaine injection de la face, mais je n'ai jamais vu la rougeur s'étendre à tout le corps, en particulier au scrotum, ainsi que le prétendent certains auteurs. Comme l'indique la dénomination de rémittente, il y a dans la courbe de grandes oscillations, elles durent environ un septenaire. Tantôt ces oscillations descendent à la normale 1),

1) Quand la descente va jusqu'à la normale, la température se maintient très peu de temps à ce taux et remonte.

tantôt elles n'y arrivent pas et le type se rapproche plus ou moins de la continue.

Les accès pernicieux, encore trop fréquents pendant la période chaude, sont plus rares chez les indigènes, ils revêtent surtout la forme comateuse 1) ou la forme ataxique 2).

Une fois la saison chaude passée, en automne et au début de l'hiver, nous observons les rechutes plus ou moins irrégulières du paludisme. A cette époque également nous voyons beaucoup le type tierce et quarte.

A côté du paludisme aigu de première ou de deuxième invasion, nous observons aussi chez l'Européen et chez l'indigène : le paludisme chronique et la cachexie paludéenne. La forme chronique peut succéder à la forme aiguë ou s'installer d'emblée, les grands foyers palustres sont ceux précisément où on rencontre le plus et le mieux ce type, chez les gens exposés à l'infestation dès leur enfance.

Nous avons eu dans nos divers services de ces individus de tout âge, au facies terreux, à la peau ridée et sèche, aux ventres distendus par d'énormes rates, pesant parfois plusieurs kilogrammes.

La rate est friable dans le paludisme aigu, et c'est-là, qu'on peut la voir se rompre spontanément ; mais ces grosses rates, dont je viens de parler, sont dures et n'éclatent que dans des traumatismes déjà appréciables ; certains indigènes continuent à travailler avec des hypertrophies spléniques parfois considérables.

Les considérations générales développées dans tous les traités au sujet du diagnostic, de la prophylaxie et du traitement de la maladie, peuvent parfaitement s'appliquer à ce que nous observons ici, par conséquent je n'ai pas à insister sur ces questions. Je dois toutefois dire quelques mots du diagnostic et du traitement.

Pour le diagnostic des formes subcontinues, en raison de la fréquence de la typhoïde et aussi de la fièvre de Malte, la recherche de l'hématozoaire, la formule leucocytaire, la diazo-réaction, les séro-diagnostics de Widal et de Wright, ont une extrême importance 3).

En ce qui concerne la prophylaxie, les mesures individuelles sont difficilement applicables à la grande masse des indigènes, de même que la quinisation préventive, méthodiquement continuée. Quant à l'assainissement du pays, il faut toujours y tendre, en calculant ses moyens d'après les ressources disponibles.

Mais on doit se souvenir, que s'il est facile d'assainir par une sorte de

1) J'ai vu des accès tétaniformes, mais c'était chez des convoyeurs, retour de Madagascar.

2) Il peut y avoir aussi des accidents pernicieux. (Crespin, *Caducée*, 2 mai 1903).

3) La quinine au début de l'accès aggrave certains symptômes, prise par la bouche elle est souvent rejetée.

coup de baguette magique un oasis au milieu du sable, comme Ismaïlia par exemple, il faut au contraire beaucoup de temps et d'argent pour arriver au même résultat dans un grand pays comme l'Algérie. Ce qui est juste pour une expérience de laboratoire un peu agrandie et menée dans un cadre en quelque sorte choisi, n'est plus vrai, quand il s'agit de toute une contrée immense et plus ou moins tourmentée.

Reste le traitement, quand le type est régulier, on doit donner la quinine 5 à 7 heures avant l'accès. Quand le type est irrégulier, et la chose est fréquente, il est préférable de l'administrer après l'accès, en se basant, le plus possible, sur la moyenne des intervalles entre deux accès 1). La méthode de Torti n'est de mise qu'en cas d'irrégularité extrême. Dans les cas graves et les pseudo continues, il n'y a pas de règle, le médicament doit être donné sans délai et en piqûre intrafessière 2).

Malgré la haute spécificité de la quinine, dans certains cas la jugulation des accès se fait attendre, en outre, on n'a pas encore trouvé la formule qui permette d'éviter, au moins dans la grande majorité des cas, les récidives.

Bilieuse hémoglobinurique. — Sans doute, j'ai observé ici à plusieurs reprises des accès de bilieuse hémoglobinurique sur des rapatriés de nos diverses colonies; dans notre région en un ou deux points on a signalé de véritables épidémies en ces derniers temps, malgré cela, jusqu'à plus ample informé, je persiste à considérer que la bilieuse hémoglobinurique est plutôt rare dans le Nord Afrique, pour mon compte personnel, je n'ai enregistré qu'un seul cas de cette maladie (voir Janus nov. 1903).

Tumeurs. — Pour la Tunisie nous n'avons pas de renseignements très précis, ici en Algérie chez l'Européen les tumeurs bénignes et malignes se rencontrent aussi fréquemment que dans la mère patrie 3).

Ici j'ai observé et opéré quand j'étais chirurgien les divers cancers de toutes les régions. J'ai même vu un certain nombre de cancers du larynx.

Pour ce qui concerne les tumeurs malignes chez les indigènes la question est plus controversée, je m'en suis préoccupé depuis un certain temps.

Jadis, on a fait de regrettables confusions entre la tuberculose, la syphilis et les néoplasies. Le mot d'ordre, d'une façon générale, est que les Européens présentent des tumeurs malignes en nombre égal et d'ordre aussi varié, que dans leurs pays d'origine; les indigènes au contraire sont plus réfractaires aux néoplasmes malins. Quelques auteurs ont

1) On peut aussi fractionner les doses en pareil cas.

2) Dans ces cas, il faut en outre appliquer la thérapeutique symptomatique (accès pernicieux).

3) Ici d'ailleurs en dehors de la typho-malaria, nous observons le paludisme proportionné avec une foule d'affections.

prétendu que les pays à malaria étaient peu favorables pour le cancer; c'est là une opinion entièrement en contradiction avec l'expérience.

Non seulement, ainsi que j'ai pu le voir, dans les divers services qui m'ont été successivement confiés, les indigènes présentent toutes sortes de tumeurs bénignes, (angiomes 1), fibromes, lipomes, kystes), voire même des polypes naso-pharyngiens, (j'en ai opéré) 2), mais encore, ils peuvent nous montrer des tumeurs malignes, principalement des sarcomes et des épithéliomas cutanés.

En ce qui concerne le sarcome, on admet encore assez volontiers sa présence chez nos indigènes; mais il n'en est plus de même pour le carcinome et l'épithélioma, pour certains, les Kabyles surtout y seraient essentiellement réfractaires.

Je ne ferai que résumer ici cette question que j'ai traitée très longuement dans toute une série de travaux 3).

Je ne rappellerai pas les diverses observations de sarcome que j'ai pu produire, ni celles que j'ai encore par devers moi, puisque c'est là le côté la moins discuté de la question 4); mais je tiens à donner ici le tableau des épithéliomas observés dans le service de la clinique.

1) J'ai observé un énorme angiome diffus de la joue droite chez un indigène venant de Sétif.

2) Le goitre est également observé principalement chez les indigènes de la Kabylie et de l'Aurès, mais j'en ai vu chez des malades d'Alger, d'Azzefoun, de Dellys, Coléah, Blidah etc.

3) J. Brault, Revue gén. des sciences 15 décembre 1904. — Congrès des sociétés savantes Alger, 20 avril 1905. — Janus, juin 1905. — Gaz. des hôpitaux, 8 août 1905. — Janus, 9 décembre 1905. — Archiv für Schiffs- und Tropen-Hygiene, Band X, 1906. — Voir pour le détail ces différents mémoires et aussi Pathologie et hygiène des indigènes Musulmans d'Algérie, Jourdan, Alger 1905.

4) Les sarcomes se voient volontiers sur la nuque et sur la région de l'omoplate (Kabyles), là où les indigènes appliquent des ventouses, là où frottent les fardeaux. A côté des sarcomes, signalons certaines tumeurs paradoxales que j'ai rencontrées à plusieurs reprises chez les indigènes, malignes histologiquement et semblant appartenir au sarcome, elles sont bénignes cliniquement. Il est bien probable que certaines d'entre elles ont été prises pour des botryomycomes, mais l'examen microscopique ne corrobore pas cette opinion.

TABLEAU

DES

Épithéliomas observés chez les indigènes Musulmans à la clinique dermatologique de l'Hôpital de Mustapha, de 1895 à 1906 inclus.

ANNÉES	ÉPITHÉLIOMAS				TOTAUX
	LANGUE	FACE ET MEMBRES	VERGE	Sans renseignements sur la localisation	
1895..	1	„	„	„	1
1896..	„	„	1	„	1
1897..	„	1 (lèvre inférieure)	„	„	1
1898..	„	1 (joue droite)	1	„	2
1899..	„	1 (nez)	„	„	1
1900..	„	1 (lèvre supérieure) . . . . 1 (joue gauche) . . . . . 1 (face)	„	2	5
1901..	„	1 (joue)	„	„	1
1902..	„	„	„	„	„
1903..	„	„	„	„	„
		1 (nez)	„	„	1
1904..	„	1 (joue droite)	„	„	2
		1 (nez)	„	„	
1905..	„	2 lèvres (plancher de la bouche et menton)	„	„	3
1906..	„	1 (joue) . . . . 5 (nez) et . . . . (lèvre supérieure)	„	„	5
1907..	„	1 (lèvre inférieure) . . . . 1 (joue droite)	„	„	4
1908..	„	1 (joue et nez) . . . . . . 1 (joue gauche) . . . . . 1 (joue droite et nez) . . . 1 (face dorsale de la main) .	„	„	2
totaux	1	24	2	2	29 [1]

1) Cette fréquence des cancers cutanés de la face, ressemble à ce qu'on a signalé chez les agriculteurs de d'autres contrées et cadre bien avec la théorie qui prétend que l'exposition aux rayons solaires n'est pas étrangère au développement du cancer sur les parties découvertes.

Les malades compris dans ce tableau sont aussi bien des Kabyles que des Arabes 1). Les 16 derniers cas sans exception ont été vérifiés histologiquement.

Diabète, rachitisme, goutte. — Ces affections se rencontrent chez l'Européen, le rachitisme est plutôt rare. Cependant j'en ai observé quelques cas dans la populations Italo-Maltaise du quartier de la marine à Alger.

Chez les indigènes, le diabète n'est pas très souvent observé, j'en ai cependant vu quelques exemples dont un cas grave chez un jeune Arabe. La goutte est exceptionnelle et ne se voit bien entendu que chez les Musulmans riches des villes, il en est de même de l'obésité; toutefois il est une fraction qui n'échappe pas à cette dernière, ce sont les Mozabites et certains descendants des anciens Turcs (Coulouglis).

Rhumatisme. — Le rhumatisme au contraire est fréquent 2). Quand on consulte les statistiques de l'armée, l'affection semble un peu moins répandue qu'en France; mais le milieu militaire est un milieu jeune, sélectionné et placé dans de bonnes conditions hygiéniques contre les intempéries, tout au moins en temps de paix.

Dans la population civile Européenne et indigène, le rhumatisme (el beurd) sous toutes ses formes peut être rencontré; les névralgies de nature rhumatismale sont elles-mêmes fréquentes.

La maladie affectionne surtout les parties humides de l'Algérie et de la Tunisie.

L'insuffisance des vêtements et des habitations, qui n'abritent qu'imparfaitement les aborigènes, l'habitude de se coucher à terre, les brusques changements de température, sont les causes prédisposantes habituelles.

Dans nos services nous rencontrons souvent des indigènes atteints des diverses affections rhumatismales. Je passe sur la thérapeutique indigène: application de pierres chaudes, huile, tisanes diverses; les bains Maures ont seuls un peu d'efficacité 3).

Malformations congénitales. — Les becs-de-lièvre, les kystes dermoïdes, l'ectromélie, les pieds bots, la syndactylie, les doigts surnuméraires etc. se rencontrent chez les indigènes, comme chez les Européens, j'en ai par devers moi un certain nombre d'exemples.

---

1) Il y a même une certaine prédominance pour les Kabyles.

2) Les pseudo-rhumatismes ne sont pas rares non plus, les arthralgies et les arthropathies vénériennes (blennorrhagie, syphilis), sont des plus répandues, nous en avons à chaque instant de beaux exemples dans le service.

3) J'ai eu une seule fois chez un indigène adulte des nodosités fibreuses périarticulaires (genoux, poignets).

Maladies des systèmes et appareils.

Maladies des yeux. — Ces maladies oculaires sont très répandues dans le Nord-Afrique. La lumière, la chaleur, la poussière soulevée par les vents violents, par le vent du Sud (siroco) notamment, sont des causes climatériques prédisposantes pour les affections des yeux.

Ici encore, les conditions telluriques, la saleté, l'encombrement, la promiscuité, entrent également en ligne de compte 1). Certains incriminent aussi les épines du fruit du figuier de Barbarie, de là le dicton: „saison des figues, saison des maux d'yeux" (Margerid).

Les diverses races qui habitent l'Algérie et la Tunisie ne sont pas toutes atteintes au même degré, parmi les Européens les Espagnols fournissent la plus grande morbidité surtout pour les granulations et les kératites; les Israélites viennent après; les Musulmans sont déjà moins atteints et les Français ne viennent qu'ensuite. Les granulations se rencontrent davantage chez les indigènes sédentaires; les nomades qui habitent sous la tente sont beaucoup moins éprouvés.

Les affections qu'on rencontre le plus souvent chez nos malades sont: les granulations 2), le trichiasis, les kératites, le ptérygion, l'ophtalmie purulente 3), l'iritis syphilitique, les cataractes 4).

Les complications oculaires de la lèpre et surtout de la variole et des maladies vénériennes renforcent la statistique 5).

Les populations Algériennes comptent encore beaucoup d'illettrés, les vices de réfraction sont l'exception chez les immigrés et chez les indigènes, sauf les Mozabites.

Les lésions du fond de l'oeil sont plutôt rares chez les indigènes, quelques unes ne sont pas dues à la syphilis, mais à diverses intoxications, le tabac surtout.

---

1) Les mouches servent beaucoup à la propagation des maladies oculaires pendant la saison chaude.

2) Affection insidieuse, à allure très chronique, paupières supérieures tombantes, paupières inférieures éversées, culs-de-sac palpébraux occupés par les granulations à leurs divers états, pannus cornéen, ulcérations cornéennes; poussées aigües avec écoulement mucopurulent abondant; complications habituelles: entropion, trichiasis, xérophtalmie.

3) Conjonctivite purulente. — Douleurs violentes, spasme de l'orbiculaire, rougeur, gonflement considérable, écoulement purulent, chémosis, perforations cornéennes plus ou moins étendues avec leurs conséquences.

4) A signaler la cataracte ergotique: cataracte double, se montrant chez les sujets jeunes des contrées humides et froides de la Kabylie (Legrain, Margerid).

5) La nyctalopie et l'héméralopie s'observent chez les Européens et aussi chez les indigènes; quand l'héméralopie est essentielle, elle tient à la reverbération, à une alimentation défectueuse; le terrain est aussi grandement préparé par diverses affections (malaria etc.); en outre, on peut rencontrer l'héméralopie symptomatique (rétinite pigmentaire, chorio-rétinite syphilitique, affections hépatiques).

La plupart de ces maladies oculaires seraient évitables par une hygiène bien comprise, malheureusement cette dernière fait défaut; en outre, lorsque les maladies sont déclarées, les immigrés ou les indigènes ignorants ne viennent pas assez souvent demander des soins médicaux immédiats.

Maladies du nez, de la gorge et des oreilles. — Rien à dire de très particulier pour les Européens, à signaler cependant les lésions du larynx chez nos lépreux.

Les coryzas, les angines et les otites 1) n'épargnent nullement les indigènes, nous le voyons à chaque instant dans notre service 2).

La syphilis laryngée domine; nous avons assez souvent des lésions tertiaires de l'épiglotte et des replis aryténo-épiglottiques. Nous avons observé une destruction complète de l'épiglotte. On a cité quelques cas de myasis des fosses nasales 3) et du conduit auditif externe.

Maladies de l'appareil respiratoire. — Les affections des voies respiratoires: bronchites aigües, bronchites chroniques avec emphysème, broncho-pneumonies, pleurésies, pneumonies, sont très souvent observées, en particulier chez nos Arabes.

J'ai vu souvent des pneumonies très graves chez les indigènes; *leur sensibilité au pneumocoque, rappelle un peu ce que l'on voit chez les nègres de nos autres colonies d'Afrique.*

Maladies du système circulatoire et du système nerveux. — Je n'ai pas de considérations bien spéciales à présenter pour les Européens. Les Israélites qui usent et abusent des unions consanguines, présentent très fréquemment des tares nerveuses. Pour les indigènes, les affections de ces deux catégories, seraient plutôt moins fréquentes que chez nous et peut-être aussi moins variées, autant qu'on peut en juger, en dehors de statistiques fermes. Les cardiopathies se voient de temps à autre chez eux; *mais les vésanies et les diverses manifestations morbides de l'axe cérébro-spinal ne s'observent pas très fréquemment.*

Je parle ici d'une façon toute générale et j'envisage surtout les ruraux. J'insiste, parce que je n'ai pas toujours été compris, en particulier par M. Sicard dans sa thèse de Lyon 1907. Cet auteur me cite d'ailleurs très incomplètement. Pour moi, les névrites les névralgies ne sont pas rares 4); j'ai cité d'autre part la méningite cérébro-spinale, dont j'ai vu des exemples

---

1) Indépendamment de la syphilis et de la tuberculose.

2) Nous avons observé aussi les diverses stomatites: ulcéro-membraneuse, aphteuse, etc. Les glossites sont rares chez les indigènes. Il y a quelques jours à peine, nous avons encore du trépaner l'apophyse mastoïde d'une femme indigène.

3) Creutz a signalé deux cas de myasis chez les Chaouias, il s'agissait de la calliphora vomitoria.

4) A signaler les névrites paludéennes. J. Brault, *Progrès Médical*, Paris, septembre 1894.

et le lathyrisme. J'ai cité également un cas de méningite tuberculeuse que j'ai eu dans le service.

On parle beaucoup de névroses et de psychoses, devant être rattachées au paludisme; j'avoue n'avoir jamais rien rencontré de démonstratif à cet égard, chez les aborigènes de ce pays.

L'hystérie (Aissaouas, etc.), la chorée et les convulsions s'observent cependant chez eux, et *j'ai rencontré plusieurs fois des épileptiques, des arrêts de développement intellectuel et des paralysies infantiles* 1).

On a signalé des artérites dans le typhus; les phlébites, les adénites, les lymphangites, les varices, les hémorrhoïdes, s'observent comme chez les Européens. On a remarqué la fréquence des anévrysmes chez les mulâtres et les noirs; malgré le nombre des syphilitiques, je ne crois pas que cette particularité existe pour nos indigènes. Toutefois, un indigène de Biskra hospitalisé dans notre service, nous a montré 3 dilatations anévrysmales de la fémorale et un anévrysme artérioso veineux du creux poplité.

Je n'ai jamais rencontré ni aortite, ni endocardite, pouvant être rapportées vraisemblablement au paludisme.

Chez les Européens, comme chez les indigènes, on observe les bubons dits climatiques 2).

Maladies du tube digestif. — Chez l'Européen comme chez l'indigène, les gastrites, les gastralgies, les hernies se voient encore assez fréquemment 3). En Tunisie, on a remarqué beaucoup de hernieux, même parmi les enfants indigènes (hernies de faiblesse dues à la mauvaise hygiène).

Chez les enfants en bas âge, l'entérite est souvent aggravée par la syphilis héréditaire.

Assez fréquente chez l'Européen, l'appendicite est rare chez l'indigène malgré la fréquence des parasites intestinaux.

Les affections du foie et de la rate sont très souvent observées dans les divers milieux.

Les abcès du foie se rencontrent à la suite de la dysenterie, ils sont parfois très tardifs. La congestion hépatique, due à diverses causes, est aussi relativement fréquente. La jaunisse chez les Arabes s'appelle Bou-Sffar. J'ai opéré un indigène d'une cholécystite suppurée 4).

J'ai rencontré des abcès de la rate chez des indigènes, l'un d'eux était, il est vrai, un convoyeur revenant de Madagascar.

---

1) De temps à autre on en voit des spécimens déambuler à quatre pattes dans nos rues.

2) Voir J. Brault Société des chirurgie 29 mai 1907 et mémoires antérieurs.

3) Leurs bandages consistent dans une pelote en bois, qu'on entoure de chiffons et qu'on serre à l'aide d'un pignon à crémaillère, nous en avons eu un modèle dans le service, nous l'avons fait dessiner.

4) Ce malade qui a guéri, avait dans sa vésicule 34 calculs biliaires que je lui ai retirés.

L'hypertrophie splénique est surtout commandée par le paludisme, toutefois on peut rencontrer les différentes autres formes de splénomégalie, la grosse rate syphilitique est la plus fréquemment observée.

(Rappelons aussi la fréquence des kystes hydatiques de ces organes, foie et rate).

Maladies des organes génito-urinaires. — Les néphrites s'observent à peu près aussi fréquemment dans le milieu indigène que dans le milieu Européen.

Signalons la fréquence relative de l'éléphantiasis des bourses et de l'hydrocèle, chez l'homme (Israélites, indigènes); de la leucorrhée et des prolapsus utérins chez la femme. Les calculs vésicaux se rencontrent de temps à autre, mais semble-t-il un peu moins qu'autrefois; dernièrement j'avais encore dans le service un adolescent indigène avec un gros calcul vésical.

MALADIES CUTANÉES ET VÉNÉRIENNES.

Maladies cutanées. — A part les infections du tégument externe (staphylocoque, streptocoque), les éruptions sudorales et quelques entités morbides particulières, les affections de la peau ne sont pas plus fréquentes chez les Européens que dans la mère patrie; les sueurs profuses incessantes pendant les mois d'été, la poussière soulevée principalement par le vent du sud, expliquent suffisamment la fréquence des miliaires et des infections cutanées, surtout chez les enfants dont les téguments plus pris offrent moins de résistance.

Certaines affections du tégument externe (eczémas, pityriasis divers, etc.) sont souvent plus tenaces chez nos immigrés peu soigneux et habitués à un régime, où les épices et la charcuterie ont une trop large part.

Chez nos indigènes les maladies cutanées ne sont pas aussi graves et aussi fréquentes que pourraient le faire supposer à priori leur incurie et leur malpropreté, il y a longtemps déjà qu'on a fait ressortir la chose pour les Kabyles, qui ignorent le plus les soins corporels et s'enveloppent dans des vêtements sordides.

Mais au lieu de se borner à marquer son étonnement, il faut essayer d'expliquer cette constatation. Tout d'abord on doit se souvenir qu'en raison même de leur misère et de leur manque d'hygiène une sélection sévère s'établit parmi les indigènes dès leur première enfance, que seuls les forts résistent et que tous ceux qui présentent des tares un peu marquées disparaissent. Ensuite il faut remarquer que, chez les indigènes fatalistes, les réactions nerveuses sont très faibles, que leurs téguments exposés aux contacts grossiers, aux intempéries dès l'enfance, présentent une indifférence, ou du moins une résistance marquée vis-à-vis des attaques extérieures.

Certainement, ils mangent des mets grossiers et parfois épicés, du couscouss arrosé de merga, des dattes échauffantes, qui constituent à peu près toute la nourriture dans les Ksours du grand sud. Mais, leur vie au grand air, leur régime végétarien 1), leur existence sans soucis moraux, leur abstinence d'alcool, de charcuterie suffisent à expliquer, du moins en partie, chez eux le peu d'éruptions d'origine interne.

Toutefois, la gamme des affections cutanées est encore quelque peu variée et certaines affections se présentent chez nos indigènes avec une prédilection particulière. Ils sont surtout en but aux affections parasitaires, ce qui n'a rien d'étonnant pour des individus sordides, dont beaucoup ne se déshabillent même pas pour se coucher 2).

Parasites animaux. — Sans être peut-être aussi répandue qu'en France, tout au moins dans certaines régions, la gale s'observe encore assez fréquemment dans les milieux urbains, elle semble plutôt rare chez les ruraux de la Kabylie. De temps à autre, en raison de la saleté et de l'incurie des porteurs, nous voyons même chez nos sujets des formes à développement inusité. Ces temps derniers nous avions encore dans le service un nègre qui en présentait un assez bel exemple. Autrefois ces formes de la maladie isolées, ou combinées avec la syphilis, ou la tuberculose cutanée, ont pu donner lieu à des erreurs d'interprétation (lèpre Kabyle).

Les punaises pullulent dans les grandes villes du Tell, les puces y semblent un peu moins répandues qu'en France, par contre elles se montrent très gênantes, en certaines contrées, la Kabylie notamment, j'en ai fait l'expérience 3); *elles n'existent pas du tout dans l'Extrême Sud.* En revanche les poux de tête et de corps se rencontrent surtout en nombre chez nos indigènes, d'un bout à l'autre du pays. Seuls, les poux du pubis sont un peu plus rares, en raison de la pratique assez répandue du rasement, voire même de l'épilation de la région pubienne et des aisselles.

Parmi les animaux butinants, signalons les mouches, les moustiques. Les mouches infestent très souvent les plaies des Kabyles. Lors du rapatriement de Madagascar, en 1895, presque tous nos malades de la *Ville-de-Metz* 4), avaient leurs plaies infestées par les mouches, et de

1) L'alimentation végétale pousse moins à la peau; même chez les ksouriens qui se nourrissent surtout de dattes qui les constipent, les affections cutanées ne sont pas particulièrement nombreuses.

2) Je vais seulement passer en revue les affections rencontrées le plus souvent à la fois chez les Européens et chez les indigènes.

3) Mission de Sidi-Kalifa.

4) Le premier bateau ramenant les convoyeurs. J. Brault, *Annales de dermatologie* 1897 et *Traité des maladies des pays chauds* 1899.

nombreux vers grouillaient dans les ulcères et les foyers plus ou moins anfractueux des plaies. Après le débarquement, avant qu'on eût pu les panser, la principale occupation de ces hommes était de jeter ces hôtes infects hors de leurs plaies, en les soulevant avec précaution avec une petite paille, ou une petite baguette. Depuis j'ai rencontré la même infestation dans de nombreuses plaies au moment de l'entrée dans le service.

Pour ce qui est des moustiques, nous n'insisterons pas sur les anophèles qui piquent la nuit et donnent la fièvre dans la campagne. Les culex plus répandus sont les plus agressifs au point de vue des téguments; leur piqûre détermine une cuisson plus grande et est parfois suivie de complications septiques. Au début, dans mon service à l'Hôpital de Mustapha, les malades étaient couverts de piqûres de ces insectes, durant les mois d'été et d'automne.

J'ai fait assainir les cours 1) et détruire les femelles dans les boiseries pendant l'hiver, depuis la situation s'est améliorée.

En dehors des animaux venimeux je dois signaler quelques espèces qui occasionnent des piqûres assez douloureuses, mais dont les effets se limitent aux téguments: galéodes, scolopendres, araignées diverses, chenilles processionnaires 2). On a signalé des éruptions dues à divers acariens (sphoerogyna ventricosa); j'ai pu voir aussi en été les méfaits du Rouget.

Teignes. — La teigne faveuse (feurtsa) est surtout répandue. A chaque instant chez nos malades indigènes nous voyons sur le cuir chevelu des cicatrices indélébiles parsemées de quelques poils clairsemés et lanugineux, traces caractéristiques de l'affection. La maladie s'observe aussi assez fréquemment chez les Israélites 3).

Les enfants sont très souvent porteurs de cette maladie, aussi bien dans nos régions que dans les oasis du grand Sud. De temps à autre nous observons la maladie en pleine évolution chez les adultes et nous avions il y a quelque temps un malade qui présentait un favus généralisé sur tout le corps.

Je n'insiste pas sur les traitements étranges qui sont en faveur chez les Arabes, vis-à-vis de cette affection.

Les teignes de l'enfance (trichophyties, microsporie) sont assez inégalement représentées. La trichophytie à grosses spores, soit à spores rondes et à mycelium fragile, soit à spores rectangulaires et à mycelium résistant s'observe surtout dans les centres urbains, chez les Européens et chez

---

1) J'ai fait notamment combler une cressonnière où les larves prospéraient en été et hivernaient à la mauvaise saison.

2) Ces dernières déterminent des éruptions impétigineuses.

3) Ce dernier est parfois entretenu jusqu'à l'âge de service militaire.

les Israélites, et un peu moins souvent chez les Musulmans, qui nous montrent surtout du favus 1). La microsporie tondante de Gruby-Sabouraud est des plus rares. Nous avons de temps à autre rencontré le trichophyton endo-ectothrix.

La trichophytie cutanée se voit de temps à autre, mais pas avec une fréquence comparable à celle qui existe pour d'autres colonies 2).

Pelade, séborrhée. — Les Européens sont communément atteints par ces affections, j'ai même vu chez eux pas mal de peladés rebelles.

Mais de l'avis absolument unanime de ceux qui ont exercé un certain temps en Algérie, la pelade n'existe pas chez l'Arabe. En tout cas, si elle se rencontre, cela doit être d'une façon tout à fait exceptionnelle; car depuis 16 ans que nous sommes dans ce pays, nous n'en avons pas encore observé un seul cas, alors que nous en avons soigné pas mal chez les Européens et chez les Israélites.

Sauf chez les Mozabites et quelques descendants de Turcs, la séborrhée est très rare chez les indigènes. On ne la rencontre que chez les „intellectuels", les savants; nous avons publié dans la *Revue des Sciences* (octobre 1904), une photographie qui montre une alopécie séborrhéique chez un taleb, porteur en même temps d'une syphilis tertiaire, ayant intéressé le lobule du nez et la sous-cloison; depuis nous en avons rencontré quelques cas mais chez des lettrés et aussi chez deux ouvriers indigènes ayant une certaine culture intellectuelle.

Eczéma, prurigo, lichen, psoriasis, pityriasis divers, érythèmes etc. — L'eczéma (Hazaza, elli iokedj, menhou, elma, la dartre dont il sort de l'eau) est une affection commune chez les Européens, elle se rencontre aussi de temps en temps chez les indigènes soit à l'état aigu, soit à l'état chronique, il en est de même des folliculites, du prurigo, du lichen et du psoriasis 3). Nous rencontrons également l'erythème polymorphe et les divers pityriasis, notamment le pityriasis stéatoïde, le pityriasis rosé de Gibert, j'ai même observé chez une femme Israélite un pityriasis rubra pilaire 4).

Le pemphigus subaigu et chronique nous donne de temps à autre des cas mortels, soit chez l'Européen soit chez les Israélites et chez les indigènes, je l'ai observé dans ces trois catégories d'individus et chez une

---

1) Du moins c'est ce que nous constatons dans notre clinique.

2) Chez un cocher indigène de 25 ans nous avons observé à la fois de l'herpès circiné sur la peau et chose très rare de la trichophytie du cuir chevelu.

3) L'érythrasma, sans être aussi fréquent que dans certaines contrées plus chaudes, se voit néanmoins. Bertherand a signalé un cas de plique chez un indigène de Guelma.

4) Les Kératodermies des extrémités se voient de temps à autre.

négresse. En dehors de cette forme nous avons également observé d'autres éruptions pemphigoïdes 1).

Leuco et mélano-dermies. — Rien à dire de particulier pour les Européens.

Le vitiligo, l'albinisme, total ou partiel, se voient chez les indigènes et chez les nègres; ces affections se rencontrent un peu davantage dans le Sud, Sahara, région du Souf.

On a décrit, dans l'Afrique Septentrionale, mais ceci, sachons le bien, sans aucun examen microscopique positif, une affection semblable au *Pinto.*

En somme, ici, et j'en ai vu maints exemples, on voit *assez souvent des fausses leuco-mélanodermies* consécutives à diverses efflorescences cutanées. Au moment du rapatriement de Madagascar, sur la *Ville-de-Metz*, un des malheureux convoyeurs de cette trop sinistre cargaison, était absolument „pie"; cet homme qui échoua dans mon service, au Lazaret de Matifou, avait été surnommé le „caméléon" par les gens du bord. Dans les larges aires dépigmentées, distribuées d'ailleurs très irrégulièrement et légèrement excoriées en quelques points, la peau blanche, ou plutôt rosée, paraissait amincie. Combien de fois, n'ai-je pas vu des choses identiques chez mes syphilitiques.

La plupart des jeunes convoyeurs kabyles que j'ai soignés au retour de Madagascar avaient le visage constellé de taches blanches, vestiges d'éruptions variées 2).

Dans un nombre considérable de cas de dyschromie, en râclant les taches et leur pourtour, je n'ai pu malgré des recherches persévérantes déceler le moindre champignon caractéristique; je me garderai donc bien de dire qu'il y a ici, soit des caratés, soit du pinto ou l'une quelconque de ses variétés.

Les fausses leuco-mélano-dermies se rencontrent non seulement à la suite d'éruptions *a calore*, mais encore dans la syphilis, la lèpre et même les suites des poussées éléphantiaques, j'en ai par devers moi plusieurs observations.

J'ai eu dans le service un indigène qui portait une mélanodermie phtiriasique généralisée: la face, les muqueuses étaient prises; les lèvres, les gencives, les joues, les piliers, le voile du palais étaient marbrés de trainées d'un noir bleu, comme des téguments. On ne pouvait songer en aucune manière à la maladie d'Addison 3).

Pour ce qui est des mélanodermies vraies, c'est-à-dire primitives, elles sont très rares si tant est qu'elles existent.

1) L'herpès, le zona, s'observent ici dans toutes les diverses branches de la population.

2) Ils avaient traversé la mer rouge en pleine chaleur au début d'octobre.

3) J. Brault. Soc. de dermat. janvier 1906.

Gangrènes cutanées. — Nous avons observé plusieurs cas de noma chez les indigènes adultes et nous avons fait ressortir les rapports de ces gangrènes avec le phagédénisme compliqué de pourriture d'hôpital. (Voir société de dermatologie, janvier et avril 1908). — Les autres gangrènes cutanées se rencontrent sous la dépendance d'infections diverses, de la sénilité, du froid, d'une mauvaise alimentation (ergotisme, pommes de terre avariées) etc., les bechnas charbonneux (Sorghos indigènes), donnent en Kabylie des accidents très semblables à l'ergotisme (Legrain).

Nous avons observé la maladie de Maurice Raynaud chez deux indigènes un homme et une femme. En outre chez un Européen d'âge déjà mûr de notre service, nous avons vu évoluer une gangrène disséminée du type infantile.

Ecthyma, impétigo, éléphantiasis des Arabes. — Les indigènes, fréquemment en contact avec les animaux et les objets malpropres, sont tout indiqués pour servir de terrain propice à l'ecthyma; cette affection prend parfois chez eux un grand développement, grâce à leur défaut de soins, grâce à la sordidité de leurs vêtements et aux auto-inoculations de grattage. Nous avons vu des cas particulièrement sérieux chez les débardeurs et les charbonniers du port d'Alger.

L'impétigo, également dû au streptocoque, se voit de temps à autre, soit à la face, soit au cuir chevelu. Nous en avions tout dernièrement encore, des spécimens chez des adultes.

L'éléphantiasis streptococcique dit des Arabes et dénommé par eux djedam, se rencontre surtout aux membres inférieurs et aux bourses 2). Les Arabes et les Kabyles marchent pieds nus et par conséquent sont très sujets aux traumatismes et aux irritations surales et podaliques, mais j'ai rencontré aussi la maladie chez des Israélites et chez des immigrés (Espagnols, Italiens, Français).

Enfin les irritations, les infections répétées des bourses (gale chronique, érythème, prurigo, eczéma, érythrasma), les sudations exagérées, la malpropreté, expliquent les localisations du côté des organes génitaux. Indépendamment de l'éléphantiasis je vois là encore une raison de la fréquence plus grande de l'hydrocèle simple et de l'hydrocèle suppurée dans les pays chauds 3).

En dehors de l'éléphantiasis streptococcique on peut observer de temps à autre des formes plus rares, dues à la tuberculose, à la syphilis, ou

---

1) Nous avons en effet actuellement dans le service une jeune indigène de 28 ans dont les 2 mains sont prises.

2) J'ai cependant observé l'oedème éléphantiaque du membre supérieur.

3) J. Brault, Arch. prov. de chirurgie, 1899, p. 271.

encore consécutives à des adénopathies volumineuses en évolution, ou traitées par l'extirpation 1).

On ne pourrait guère rencontrer l'éléphantiasis filarien que chez des rapatriés d'autres colonies.

On a dit que l'éléphantiasis des Arabes était devenu rare. Nous en voyons encore assez souvent des exemples à la clinique, et nous en avons opéré un certain nombre, soit chez l'homme (scrotum), soit chez la femme (grandes lèvres). Cependant il faut le reconnaître, on voit moins souvent qu'autrefois des hypertrophies démesurées, parce que les gens viennent plus tôt demander des soins.

Furonculose, Botryomycose. — Comme dans tous les pays chauds la furonculose est assez fréquente dans les divers milieux. L'anthrax se rencontre également. — Les champignons d'origine infectieuse plus ou moins banale auxquels on a appliqué la dénomination impropre de Botryomycose, s'observent en raison du peu de soins que les immigrés et les indigènes prennent pour leurs plaies, j'y ai insisté ailleurs. Les pansements avec des matières fécales cadrent bien avec l'étiologie amibienne, donnée récemment par Letulle.

Bouton des pays chauds. — Le bouton des pays chauds appelé encore improprement clou de Biskra et que les indigènes dénomment bess el temeur, ou plus simplement hhabb, existe non seulement dans cette région, mais encore à Naboul, Laghouat, Tuggurth, dans la zone des Zibans, du Djerid, de l'Oued R'hir et bien ailleurs 2). J'ai déjà signalé des cas que j'avais relevé à Alger même, j'en ai vu un nouveau cas dernièrement chez un de mes externes qui n'avait été dans aucun des lieux marqués sur la carte classique du Bouton des pays chauds. Les indigènes sont moins atteints que les Européens; je n'ai jamais eu l'occasion de constater le clou chez eux 3).

On a donné au bouton le nom de chancre du Sahara, de ce côté la délimitation de sa zone géographique est assez imprécise. Le traitement consiste à cautériser au galvano ou encore à recourir au permanganate de potasse, en poudre ou en pommade de $^1/_{30}$ à $^1/_{10}$; on se sert aussi du bleu de méthylène à $^1/_{10}$.

La *lèpre* se présente plus souvent sous la forme tuberculeuse dite cutanée, elle a été traitée plus haut, je n'y reviens pas.

---

1) J. Brault. Province médicale 28 mars 1908.

2) Toutefois dans ces localités non signalées il est observé, il faut bien le dire, à l'état exceptionnel.

3) Dans un cas qui s'accompagnait de lymphangite noueuse, j'ai fait des coupes des nouures lymphatiques et j'y ai retrouvé l'helcosoma tropicum, ou du moins des figures très analogues à ce que l'on décrit sous ce nom.

Mycétome. — Comme je l'ai déjà dit, à l'article mycoses en Tunisie, Nicolle et Pinoy ont trouvé un mycétome aspergillaire, et aussi un mycétome à grains noirs.

En Algérie, jusqu'à présent, depuis l'observation de Gémy et Vincent on a signalé chez des indigènes, une douzaine d'observations de mycétome pâle dû à l'oospora Madurae.

Nous avons l'an dernier présenté à la société de chirurgie une observation de mycétome à grains pâles de la variété susdite qui présentait un aspect tout-à-fait particulier (forme néoplasique), et siégeait à la face dorsale du pied, n'affectant que les parties molles. (Voir également Arch. de méd. expérimentale, 2 mars 1907.)

Farcinose, actinomycose. — La farcinose et l'actinomycose cutanées peuvent être également observées, mais elles ne sont pas plus particulièrement fréquentes.

Eruptions sudorales. — Ici, chacun sait la fréquence des éruptions sudorales pendant les mois d'été. En raison des sueurs profuses, de la poussière, les infections cutanées se montrent avec fréquence surtout chez les Européens.

Aux bourbouilles viennent s'adjoindre les furonculoses et les abcédations multiples surtout chez les jeunes enfants 1). Sans doute, les erythèmes, l'intertrigo, les miliaires ne sont pas inconnus des indigènes, mais ces affections se voient un peu moins fréquemment chez eux 2).

Lupus. — La tuberculose cutanée sous toutes ses formes est représentée chez nous; chez les indigènes la syphilis si fréquente a un peu trop effacé de l'esprit des médecins les manifestations tuberculeuses du tégument externe. Si on a plutôt de la tendance à voir de la syphilis là où il faudrait parfois songer au lupus ou même à l'épithélioma; de temps à autre, plus rarement, l'erreur inverse est toutefois commise et on voit des syphilis plus ou moins déformées, en imposer pour de la tuberculose cutanée 3).

Toutes les formes de la tuberculose du tégument externe sont représentées chez nos indigènes : gommes, tuberculoses ulcéreuses et verruqueuses consécutives ou non à des lésions osseuses ou ganglionnaires; enfin citons toutes les variétés de lupus 4).

1) J'ai dû ouvrir jusqu'à 26 abcès à une jeune Israélite.

2) On rencontre en outre l'érythème solaire, et chez l'Européen et chez l'indigène, de même que l'insolation et le coup de chaleur avec leurs diverses formes. Toutefois les indigènes résistent beaucoup mieux d'une façon générale que les Européens (moissonneurs, régiments indigènes). J'ai assisté dans la pleine du Chéliff à des insolations très graves en manoeuvres; les réservistes non entraînés étaient surtout frappés.

3) Nous en avons donné un exemple typique; congrès des soc. savantes (1905).

4) Voir les observations et les photographies J. Brault, congrès des sociétés savantes, Alger, avril 1905.

A côté des variétés bacillaires, nous avons eu aussi affaire au lupus érythémateux et aux tuberculides (J. Brault, soc. de dermatologie, janvier 1906 et gaz. des hôpit., 6 août 1907).

Les localisations les plus diverses du lupus peuvent être rencontrées, nous l'avons même vu au cuir chevelu chez une femme indigène.

Ailleurs 1) nous avons donné un tableau comprenant les entrées pour lupus à la clinique, durant 20 années (1883—1903). Les indigènes ont compté 41 entrées et les Européens 21. — Il faut dire que beaucoup de lupiques viennent purement et simplement se faire soigner à la consultation, nous en comptons actuellement plusieurs dans ce cas 2).

Cosmétiques, tatouages 3). — Je ne m'occuperai des cosmétiques que chez les indigènes. Les femmes indigènes se teignent et se fardent de diverses manières. Quelques-uns de ces cosmétiques contiennent de l'arsenic et sont dangereux; d'autres au contraire, tirés du règne végétal, sont inoffensifs. Les sourcils sont teints à l'aide de la noix de galle; ils sont réunis à la base du front (kerkoûs); le carthame, le carmin sont souvent mis à contribution pour farder les joues; enfin toutes les femmes même au Figuig se servent du koheul (sulfure d'antimoine) et du henné 4). Ce dernier, qui n'est autre chose que la feuille du troëne pulvérisée, sert à enduire: les pieds, les mains, les ongles et la chevelure.

Tatouages. — Chez l'Européen nous trouvons surtout les tatouages ornementaux ou encore obscènes (soldats 5), marins, prisonniers etc.); quelques-uns faits avec beaucoup d'art recouvrent une grande partie du tégument externe; à chaque instant dans notre service spécial nous avons de beaux exemples de cette aberration. — Chez l'Européen nous rencontrons très rarement le tatouage religieux, cependant nous en avons vu chez des Maltais et chez des Espagnols mais ce sont surtout les *Maltais* qui nous présentent des tatouages réprésentant le Christ en croix, ou des Vierges avec l'enfant Jésus. Le lieu d'élection pour ces tatouages est la face antérieure de l'avant-bras.

Chez l'Arabe et le Kabyle, le tatouage (ouchem) reconnaît quatre mobiles principaux, on trouve: le tatouage superstitieux ou religieux, le tatouage ornemental, le tatouage distinctif et le tatouage thérapeutique.

---

1) Loco citato.

2) J'ai déjà parlé ailleurs des tumeurs cutanées je n'y reviens pas.

3) J. Brault. Province médicale, 20 juin 1908; voir également Soc. de dermat. janvier 1895 et juillet 1901.

4) Ces préparations sont délayées dans de l'eau ou des corps gras.

5) Légionnaires, compagnies de discipline ou de travaux publics, alors que j'étais médecin militaire, j'ai pû en observer et en traiter un grand nombre.

Les tatouages 1) qui ornent le front de l'homme, les joues, le menton et parfois même la gorge et les bras des femmes (Beni-Douala, Grande-Kabylie), sont parfois pratiqués par superstition, pour conjurer les mauvais sorts, les génies (djinns), le mauvais œil 2).

Le tatouage ornemental est un des plus répandus dans les populations à civilisation inférieure. J'ai vu dans mon service un indigène teigneux, à intellect très obtus, qui se faisait des tatouages enfantins dans le but de s'embellir. Les Mauresques se tatouent souvent par coquetterie, en se dessinant par les procédés ordinaires des bracelets, des colliers, des fleurettes, des étoiles sur le front, le nez, les joues, les bras.

Ici, les filles publiques indigènes se font fréquemment des brûlures de cigarette, se déterminant ainsi de véritables tatouages sur les avant-bras. C'est dans des orgies ou à la suite de contrariétés, qu'elles se marquent ainsi (Rey).

La chose se rencontre également chez certains sujets mâles (prisonniers).

Les tatouages distinctifs, faits pour se reconnaître entre tribus, sont également très répandus.

Enfin, il est un mobile plus singulier : la thérapeutique. Ici en effet les toubibs, les matrones indigènes, tatouent les enfants pour les préserver des maladies.

Ces tatouages 3) sont légion et nous les observons journellement dans le service (front, ventre, articles, etc.).

Depuis le Tell, jusqu'aux oasis du Gourara, du Touat et du Tidikelt, les tatouages sont en honneur, surtout dans le sexe faible. Toutefois, il y a une certaine irrégularité dans la distribution de cette coutume ; c'est ainsi, par exemple, que les habitants du Figuig ne se tatouent pas.

Comme partout les procédés employés sont fort nombreux (piqûres, incisions, brûlures) et il m'est impossible d'entrer, au cours de cette étude d'ensemble, dans tous les détails de l'instrumentation. Les substances les plus employées sont : le bleu de Prusse, le charbon, la brique pilée, le noir de fumée, la poudre à canon, l'oxyde d'antimoine, l'encre de Chine, etc.

Rarement les indigènes cherchent à se défaire de leurs tatouages, j'en ai cependant détatoués quelques-uns sur leur demande.

Il ne faut pas confondre avec les tatouages, les traces de feu arabe ce dernier est appliqué à l'aide d'un couteau rougi. Les fines estafilades qui zèbrent le tronc, l'abdomen ou les jointures de nos indigènes intriguent

1) Quelques tatouages imitent les dessins que l'on voit sur certaines poteries égyptiennes appartenant à la plus haute antiquité et rappellent les tatouages des anciens Libyens.

2) La croix et le losange, reviennent souvent dans les dessins.

3) Ces tatouages sont pratiqués le plus souvent à l'aide de noir de fumée (suie de marmite) et d'un couteau.

ceux qui ne connaissent pas cette particularité. Des marques pigmentées indiquent parfois longtemps la place de ces „thermo-coupures".

Les nègres au Soudan, qui viennent dans notre service portent des incisions profondes sur la face; elles sont faites par le chef de famille, dans le but de préserver les enfants de certaines maladies 1).

Les indigènes qui sont atteints d'affections chroniques restent souvent accroupis dans leurs gourbis et placent un petit fourneau entre leurs jambes. On voit alors chez eux les mêmes *marbrures pigmentées qu'on observe chez les vieilles femmes qui font usage de la chaufferette; j'ai fait remarquer plusieurs fois la chose à mes élèves.*

Maladies vénériennes.

Les affections vénériennes sont très répandues en Tunisie et surtout en Algérie, soit chez les Européens, soit chez les indigènes.

Pour l'Algérie, si on consulte les statistiques de l'armée, voici ce que l'on y constate:

De 1876 à 1901, la blennorrhagie oscille entre 73,9 et 37,7 pour 1000; le chancre mou varie de 25,7 à 12 environ pour 1000 et enfin la syphilis fait 7,4 à 15,3 victimes, pour 1000 hommes d'effectif.

Pendant le même temps dans l'armée de l'intérieur (France), on relevait les chiffres suivants:

Blennorrhagie	39,6	à	17,5	pour	1000
Chancre mou	11,5	„	2,8	„	1000
Syphilis	10,8	„	5,5	„	1000

Les chiffres que nous venons de donner sont les maxima et les minima pour chaque affection; si on venait à comparer les courbes avec plus de détails, la différence serait encore plus saisissante. En outre, quand on examine la courbe de l'armée de France, on observe immédiatement que les trois maladies vont en diminuant, abstraction faite de quelques soubresauts, la chose est surtout marquée pour la blennorrhagie, puis le chancre mou. Pour l'armée Algérienne, la blennorrhagie faiblit nettement depuis plusieurs années, mais le chancre mou et la syphilis restent à peu près stationnaires 2).

Laissons ces chiffres généraux et revenons aux indigènes; toujours dans la statistique de l'armée pour l'année 1901 nous trouvons les chiffres suivants:

---

1) Je laisse de côté le tatouage accidentel qui n'a rien de particulier ici.

2) D'une façon toute générale les provinces d'Alger et de Constantine sont un peu plus touchées par les maladies vénériennes que la province d'Oran.

	Tirailleurs indigènes.	Spahis.
Blennorrhagie . . .	60,6 pour 1000	49,5 pour 1000
Chancre mou . . .	22,8 „ 1000	17,5 „ 1000
Syphilis.	19,6 „ 1000	13,5 „ 1000

Cela donne 103 vénériens pour 1000 hommes chez les tirailleurs et 80,5 pour 1000 chez les spahis ; alors que la statistique entière de l'Algérie, donne 71,3 vénériens pour 1000 et que la statistique de l'intérieur n'indique plus que 27,1 vénériens pour le même effectif.

J'ai cité volontiers la statistique de l'armée, parce qu'il est difficile d'établir un pourcentage aussi rigoureux pour la population civile. Mais il faut reconnaître, que les chiffres recueillis dans ce milieu sélectionné et, jusqu'à un certain point surveillé, ne peuvent pas donner une image exacte de ce qui se passe dans la grande masse du public et surtout dans la tourbe indigène.

Circoncision. — En raison de la circoncision, la statistique pour les affections non vénériennes des organes génitaux, est moins chargée chez les indigènes. En effet, dans cette statistique, on doit faire une large place aux hospitalisations pour phimosis ou paraphimosis qui n'existent plus qu'à l'état tout-à-fait exceptionnel chez les Juifs circoncis peu de temps après la naissance et chez l'Arabe circoncis, en général, à la fin de la deuxième enfance.

Je dois dire toutefois, que quelques sujets échappent à cette opération rituelle, c'est ainsi que nous avions, il y a quelque temps, dans notre service un jeune homme indigène, qui n'avait pas subi cette intervention. Bien entendu, il ne s'agissait point d'un pupille soustrait aux pratiques de sa religion. (Lavigerie.)

On sait que les Musulmans ne sont astreints à la circoncision qu'à l'âge de la puberté 1) ; la péritomie faite entre deux disques, ou entre deux ligatures, par leurs barbiers, est très défectueuse, gland entièrement découvert, parfois ébarbé 2).

Dans des mémoires sur la circoncision envisagée en général, j'ai assez insisté sur le rite des Hébreux et je n'y reviens pas. Chez les israélites, comme chez les indigènes, dans beaucoup de cas l'opération peut être la porte d'entrée d'inoculations multiples.

L'Israélite et le Musulman ne considèrent pas la péritomie, comme une mesure d'hygiène, mais bien comme un acte de purification. Sans doute,

---

1) Au Figuig, l'opération est faite beaucoup plus tôt, à deux ou trois mois, on attend quelquefois cependant jusqu'à deux ans.

2) Dernièrement j'ai du opérer pour phimosis acquis, un indigène qui avait été circoncis rituellement avec plus de discrétion que d'habitude.

à la suite de l'opération, le gland et la raînure balano-préputiale, sont peut-être un peu plus réfractaires aux inoculations; mais c'est là une préservation assez restreinte, car les chancres et les chancrelles de ces régions se voient très souvent chez les circoncis qui entrent dans notre service.

Blennorrhagie. — Cette dernière ne prête pas à des considérations bien particulières.

Elle est moins fréquente chez les ruraux, aussi fréquente chez les indigènes que chez les Européens, nous la rencontrons dans notre clinique avec toutes ses complications habituelles: folliculite, cavernite, abcès péri-uréthraux, cowpérite, prostatite, orchi-épididymite, cystite. Les arthrites blennorrhagiques sont fréquentes.

L'ophtalmie purulente vient aussi donner la main aux granulations et à la variole pour déterminer la cécité chez ceux qui négligent les soins de propreté; mais l'affection est bien entendu, surtout répandue chez l'enfant; dans le Sud, les mouches peuvent servir à la contagion; en effet, pendant la saison chaude les jeunes indigènes dans le plus grand état de malpropreté en ont les yeux littéralement couverts.

Les chiffres que nous avons cités au début de ce chapitre montrent bien la fréquence de la blennorrhagie dans les troupes indigènes; les médecins militaires qui ont vécu dans le milieu indigène considèrent tous aussi que la blennorrhagie est fréquente chez les Arabes des *douars* 1).

D'autre part, pour Rey, l'uréthrite blennorrhagique, est observée à peu près dans la même proportion chez les prostituées Européennes et chez les indigènes: 126, contre 115.

La vaginite serait plus rare: 88 contre 54, il en serait de même de la métrite et de la bartholinite 2). J'ai cependant observé plusieurs fois cette dernière.

Chez les immigrés, de même que chez les indigènes, la blennorrhagie est souvent abandonnée à elle-même, ou alors attaquée par des médications anodines: tisanes, purgatifs, etc.... En raison de cette insouciance et du manque de soins, nous observons encore assez souvent des rétrécissements très serrés dans l'âge mûr.

Enfin dans certains cas très anciens (car les malades ne viennent le plus souvent qu'à la dernière extrémité), nous avons trouvé des abcès

---

1) En Kabylie elle serait moins répandue.

2) Dans les deux sexes, on observe de temps à autre, la blennorrhagie anale; la sodomie et la pédérastie sont plus rares chez les Kabyles que chez les Arabes et surtout que chez les Mozabites. La bestialité existe également.

3) Voir la thèse de mon interne M. Artigue, Montpellier 1908.

urineux multiples, des fistules nombreuses et une infiltration cicatricielle étendue du périnée et des parties avoisinantes.

Dans ces conditions, il nous a fallu plusieurs fois combiner les deux uréthrotomies interne et externe, et pratiquer *la libération du canal*, en enlevant fistules et masses indurées.

Chancre mou. — La chancrelle est très répandue ici chez les Européens comme chez les indigènes; nous avons toujours eu une forte proportion de chancres mous soit au Dey, soit à notre clinique de l'hôpital de Mustapha 1).

Les statistiques militaires montrent que c'est l'Algérie et tout particulièrement la province d'Alger qui paie le plus lourd tribut à la chancrelle.

Au point de vue du siège nous noterons simplement la fréquence du chancre du fourreau de la verge 2) au point de vue du nombre, signalons que pour des raisons faciles à comprendre, les auto-inoculations sont multiples et nous avons compté jusqu'à près de 80 chancrelles sur le même individu.

A diverses reprises, pas très fréquemment cependant, j'ai vu chez les indigènes de la lymphite et de la lymphangite chancrelleuses, avec abcès lymphangitiques rapides et pus immédiatement inoculable.

En raison de la circoncision presque toujours trop largement comprise, il est rare de voir le phimosis acquis et aussi les accidents de gangrène rapide sous phimosis, accidents que nous observons au contraire, de temps à autre, chez les Européens.

Par contre, les malades se présentent souvent à la clinique avec des bubons, parfois même doubles. Quand ils viennent assez tôt, ils guérissent

---

1) Il n'y a jamais les éclipses signalées par Diday en France; les mois de février, mars, avril, paraissent en général, un peu moins chargés. (Ceci ressort d'une statistique portant sur 862 cas de chancrelle, observés chez les indigènes et les Européens (1900-1904).

2) Certains prétendent que cela tient à ce que les Mauresques se rasent les poils des organes génitaux (?) Nous rencontrons aussi de temps à autre dans les deux sexes, les chancrelles de l'anus et aussi des membres. Ce ne sont pas seulement les chancrelles qui sont fréquentes sur le fourreau de la verge chez nos indigènes, mais bien encore les accidents primitifs et tertiaires de la vérole. Il y a là un problème complexe, qui se présente souvent à nous; j'ai toujours soin d'insister sur les difficultés du diagnostic. Quand les chancrelles ont été tracassées et mal soignées, elles perdent leurs caractères classiques, certaines même peuvent présenter parfois un peu d'induration.

Par contre, la plupart du temps, l'accident primitif de la vérole sur le fourreau ne présente que peu ou pas d'induration; l'interrogation des ganglions parfois trompeuse, l'absence d'autres stigmates, la fragilité des renseignements obtenus de gens ignorants et insouciants, ne sont pas toujours faits pour éclairer le diagnostic, surtout entre l'accident primaire et certaines gommes ulcérées ayant tous les caractères du chancre de retour. — En résumé au fourreau, le diagnostic est épineux, il doit être reservé, car ce n'est que par une observation un peu prolongée, qu'on arrive à l'asseoir d'une façon précise.

rapidement (une dizaine de jours) et sans cicatrices apparentes, grâce à la ponction suivie d'expression et d'injection de nitrate d'argent.

Dans beaucoup de cas, ils nous arrivent un peu tard, soit avec des bubons chancrelleux, soit même phagédéniques et plus ou moins recouverts, d'ailleurs comme les chancres eux-mêmes, de pansements invraisemblables.

STATISTIQUE DES CHANCRES SIMPLES TRAITÉS DANS LE SERVICE DES VÉNÉRIENS DE 1900 à 1904 INCLUS.

Mois	1900		1901		1902		1903		1904		Totaux	
	Entrants	Chancres simples	Entrants	Chancres simples	Entrants	Chancres simples	Entrants	Chancres simples	Entrants	Chancres simples	Entrants	Chancres simples
Janvier	58	15	52	16	66	21	47	12	58	20	281	84
Février	49	9	46	7	57	10	38	4	46	14	236	44
Mars	54	12	48	10	60	9	50	7	65	21	277	59
Avril	51	15	48	11	70	14	41	4	37	10	247	51
Mai	60	16	46	15	60	16	46	6	40	11	252	64
Juin	57	10	60	20	54	17	42	9	60	16	273	72
Juillet	79	16	67	20	73	29	41	13	53	22	313	100
Août	66	14	68	23	59	20	47	21	41	8	281	86
Septembre	70	18	60	22	51	17	53	6	51	13	285	76
Octobre	60	14	66	14	58	20	49	15	59	13	292	76
Novembre	63	13	67	23	36	10	55	12	59	22	280	80
Décembre	51	9	58	21	40	6	59	15	50	16	258	67
Totaux	718	161	686	202	684	189	568	124	619	186	3274	862

Phagédénisme. — Il est une complication bien connue de la chancrelle, c'est le phagédénisme; il est effrayant parfois sur les indigènes, qui semblent prêter très facilement le flanc à cette complication. Ici, à plusieurs reprises, soit dans mon service du Dey, soit dans le service de la clinique, à Mustapha, j'ai eu à traiter des individus qui en étaient atteints; j'en ai aussi constaté quelques cas sur des mauresques 1).

Il y a quelques années, j'ai dû faire une autoplastie du pénis à un cavalier indigène (spahi), qui n'avait plus qu'un moignon de 2 centimètres ½ et complètement ulcéré à la suite de phagédénisme. Tous mes camarades de l'armée, qui ont observé dans les diverses provinces, m'ont rapporté des faits, qui corroborent cette façon de voir. Ce ne sont d'ailleurs pas simplement les chancrelles, qui se creusent ou s'étendent, ou bien encore

1) Nos indigènes sont des phagédéniques au premier chef, en raison de leur incurie, de leur famélisme surtout. — J. Brault, Janus 1898, p. 268.

leurs bubons; les plaies ordinaires, les solutions de continuité quelconques, les ulcérations syphilitiques, dans certaines conditions, sont sujettes à la même complication.

Nous en avons vu de terribles exemples chez les rapatriés de nos guerres coloniales. Mais il n'est pas besoin des misères d'une guerre pour déterminer cette complication des plaies; de loin en loin, nous recevons encore des indigènes qui sont porteurs de plaies, atteintes de phagédénisme et de pourriture d'hôpital. Ces gens nous arrivent dans un état lamentable, après avoir été relevés sans soins, en pleine campagne, ou dans quelque fossé: dans ces dernières années nous en avons relevé un certain nombre de cas qu'on ne pourra pas nous contester, puisque la flore de plusieurs de ces ulcères contenait la symbiose fuso-spirillaire considérée comme caractéristique, du phagédénisme tropical, par la plupart des auteurs 1). Tantôt ce sont les membres qui sont dissèqués, tantôt c'est le ventre et le périnée, nous avons de temps à autre dans le service de ces formes très étendues.

Bien moins fréquent que sous les tropiques, le phagédénisme, est déjà moins rare que dans la zone tempérée 2). Je l'ai déjà dit hautement: *Le phagédénisme est un, et on ne doit pas faire de différence entre un ulcère phagédénique des pays chauds et une plaie vénérienne également phagédénique* 3), *il n'y a qu'une question de degré.*

Et en disant cela, je ne tombe pas du tout dans l'exagération, et je ne confonds pas avec le phagédénisme, ni les plaies atones, ni les divers ulcères trophiques qu'on observe au cours d'une foule de maladies (lèpre, névrites périphériques, etc.), ni surtout les ulcères variqueux, où *les lésions arterio-veineuses et nerveuses sont primordiales.*

---

1) Voir J. Brault. Path. et hyg. des indigènes musulmans d'Algérie. Jourdan Alger 1905, p. 162 et Archiv für Schiffs- und Tropenhygiene No. du 1er Octobre 1907. En dehors de ces cas de phagédénisme avec pourriture d'hôpital où la symbiose existait, nous avons aussi observé d'autres cas dans lesquels le bacille fusiforme se montrait en abondance, sans être accompagné par des spirilles; c'est là d'ailleurs un fait bien connu et qui a été signalé par d'autres auteurs dans d'autres colonies. (Nos malades étaient tantôt des Kabyles et tantôt des Arabes).

2) Dans la zône tempérée en temps normal, le phagédénisme ne prospère que dans les régions chaudes et humides de notre individu; il faut la misère des guerres pour le faire s'étendre à toutes les plaies.

3) *Traité des maladies des pays chauds*, etc., p. 233. Je me suis expliqué sur les raisons qui me font parler ainsi, je n'y reviens pas, au cours de cet exposé, j'ajouterai cependant un mot. Il ne faut pas confondre *le gigantisme* des lésions avec le phagédénisme. Ce dernier peut être tantôt simple et dû à diverses infections secondes (streptocoque, bacille du pus bleu, bacilles fluorescents etc.), tantôt compliqué de pourriture d'hôpital et c'est alors qu'intervient la symbiose, fuso-spirillaire plus ou moins nette; cette forme constitue le phagédénisme, à notre sens, faussement appelé tropical par les auteurs.

Du fait du phagédénisme chancrelleux, nous voyons souvent les glands fortement endommagés, des hypospadias acquis et de vastes cicatrices péniennes et inguino-scrotales avec des dyschromies variées.

Avant de clore ce qui a trait aux chancrelles, deux mots du diagnostic spécial.

On sait qu'en Afrique, le bouton des pays chauds ne s'attaque pas toujours aux parties découvertes; le bouton peut siéger même exceptionnellement sur le verge; il ne faudrait pas dans des cas semblables, confondre le chancre du Sahara, avec la chancrelle. En dehors de l'évolution si particulière du clou des pays chauds, nous avons par devers nous une foule de signes. Les bords du bouton sont bien taillés à pic et le fond est jaune, mais l'ulcère siège au milieu d'un massif, d'un placard rouge, épais et dur; tout au pourtour existent des satellites, lui formant une auréole irrégulière, grenue, tomenteuse, tout-à-fait spéciale „*on est en plein pays montagneux*".

La fréquence du phagédénisme, compliquant non seulement la chancrelle, mais encore les autres plaies vénériennes, n'est pas sans embarrasser quelquefois le clinicien; une ulcération devenue phagédénique, au bout de quelque temps, a perdu tout ces caractères primordiaux et on peut parfois se demander si l'on est préseuce d'un chancre mou phagédénique, ou au contraire devant un accident primitif ou tertiaire de la vérole, ayant subi la même modification. Ce n'est que par les renseignements et les autres signes recueillis en dehors de la plaie, qu'on peut le plus souvent porter un diagnostic ferme. Ce diagnostic est d'une extrême importance, au point de vue de la conduite à tenir comme thérapeutique.

Chancre mixte. — Entre la chancrelle et la syphilis, je dois placer quelques mots à l'endroit du chancre mixte, qui a ici en Algérie, une fréquence insolite, mais qui est cependant plus souvent observé chez les Européens, que chez les Indigènes.

Syphilis. — La gravité de la syphilis n'est pas je le répete une *question de graine, mais une question de terrain;* chez les immigrés qui arrivent dans de mauvaises conditions dans le Nord-Afrique, chez ceux qui sont minés par les maladies ou les privations, on voit assez souvent la syphilis précoce maligne avec ses syphilides ulcéreuses et rupioïdes, nous en avons justement des exemples dans le service en ce moment même; dans ces cas là encore, nous observons le phagédénisme.

Les véroles malignes s'observent encore chez ceux qui sont entachés par le paludisme ou l'alcoolisme. Dans toutes ces syphilis graves, la provenance n'importe pas beaucoup, qu'il s'agisse d'une contamination d'origine indigène ou Européenne, qu'il s'agisse de source plus ou moins vierge de traitement, la syphilis se comporte surtout suivant le terrain sur lequel elle tombe, du moins c'est ce qui ressort de tout ce que j'ai vu jusqu'ici et je suis appelé à voir beaucoup de syphilis, il n'y a qu'à consulter les statistiques de notre service.

Pour ce qui est de la fréquence de la vérole dans le Nord-Afrique à défaut de statistiques civiles, il suffit d'interroger les statistiques de l'armée sur ce qui se passe dans le XIXe Corps et la division de Tunisie.

Dans les centres urbains, l'incurie et du promiscuité qui règnent dans la tourbe cosmopolite (Espagnols, Italiens, Maltais etc), servent grandement à la propagation du mal; nous voyons fréquemment de ce fait la syphilis extra-génitale; enfants contaminés en bas âge, nourrices d'occasion inoculées par l'enfant du voisin etc.

Les mêmes causes que nous venons de signaler expliquent aussi en partie la gravité de certaines syphilis trop longtemps ignorées.

Quand aux indigènes, tous les observateurs sont d'accord pour dire que la syphilis est très répandue dans le milieu indigène surtout chez les Kabyles. Certains auteurs vont jusqu'à donner une proportion de 90 % pour ces derniers 1). C'est la grande maladie (meurdh el kebir) 2). Il est donc inutile d'insister à nouveau là-dessus. Certainement avec la variole, les effections oculaires, le paludisme et la tuberculose, la vérole constitue le fond de la pathologie indigène.

On sait que cette fréquence est surtout commandée par les raisons suivantes, principalement en Kabylie: absence d'hygiène (usage des mêmes ustensiles de ménage, promiscuité très grande), relâchement des mœurs, polygamie, insouciance, incurie, pudibonderie des hommes, pratiques diverses (circoncision, variolisation, tatouages, etc.).

Dans le Sud, les nomades sont un peu moins atteints que les Ksouriens.

D'une façon générale, la syphilis indigène, ou plutôt des indigènes présente des caractères qui la rapprochent avec une note un peu affaiblie de la syphilis des contrées plus chaudes 3), je m'en suis occupé ailleurs.

Il est toutefois quelques points sur lesquels je tiens à insister. Nous observons plus rarement les plaques muqueuses buccales chez les indigènes que chez les Européens 4). Les auteurs signalent le testicule syphilitique

1) Chez les Arabes, cette proportion est déjà très forte. Dernièrement M Coste parlait de 1/6 de la population, dans une monographie sur le cercle de Géryville.

2) Je passe sur les autres dénominations plus ou moins pittoresques.

3) Accident primitif souvent placé sur le fourreau, (multiplicité, gigantisme, phagédénisme, extra génétalité). Cet accident primitif échappe souvent (pudeur, claustration, incurie).

4) Pour la période secondaire toutes les formes de syphilides cutanées peuvent être notées, les syphilides ulcéreuses et rupioïdes très étendues se voient chez les cachectiques et les faméliques (syphilis, malignes précoces); nous avons observé plusieurs fois des syphilides pigmentaires même chez des sujets mâles; l'iritis syphilitique s'observe comme chez l'Européen.

comme très rare dans la syphilis tropicale; ici nos indigènes nous en présentent de temps à autre des cas, mais ils sont peu nombreux 1). Les glossites sont très rares, de même que les accidents nerveux et viscèraux, la vérole tertiaire a une systématisation marquée sur la peau et les os.

C'est surtout dans le tertiarisme que caractérise la vérole indigène, c'est là sans conteste qu'on trouve sa signature véritable. C'est donc le moment de parler un peu de la gravité de cette dernière.

L'unanimité qu'on rencontre au sujet de la constatation de la fréquence de la vérole, ne se retrouve plus du tout, quand il s'agit d'apprécier au contraire sa sévérité.

Les uns, Vincent, Lagarde, Bergaud, Bernard, etc., la jugent grave; les autres, Rebatel, Tirant, Blanc, Dumont, Aucaigne, etc., la considèrent au contraire, comme relativement bénigne.

Il me semble qu'il y a là un simple malentendu, les uns s'appuyant sur la rareté des syphilis nerveuses et viscérales, sur la remarquable efficacité du traitement; les autres arguant de la rapidité et de la sévérité des accidents du côté des systèmes osseux et cutané, accidents aggravés d'ailleurs par l'insouciance, l'incurie, l'absence de traitement sérieux, la misère, le famélisme et la malpropreté.

Sans doute, le pronostic quoad vitam, et même au point de vue de l'espèce, chez une race aussi prolifique, n'est peut-être pas très grave; toutefois on ne peut pas non plus appeler bénignes ces véroles, qui pour une raison ou pour une autre, arrivent si souvent et si rapidement au tertiarisme et se caractérisent par des lésions sévères de la peau et des muqueuses des os et des articles; entraînant des infirmités et des déformations multiples.

Du côté de la peau; nous voyons très fréquemment les syphilides gommeuses, serpigineuses en nappe, dont nous avons recueilli et publié bien des exemples typiques.

A signaler également le phagédénisme térébrant tertiaire qui vient si souvent accentuer les lésions destructives des diverses infiltrations gommeuses.

Parfois les lésions prennent un caractère végétant, tout à fait spécial, rappelant un peu certaines tuberculoses verruqueuses, ou même plus exacte-

---

1) L'épididymite de Dron, le sarcocèle et les gommes du testicule se voient chez l'indigène, les gommes toutefois sont assez rares, le sarcocèle s'observe aussi moins que chez l'Européen. Sur 1081 syphilitiques passès dans le service de 1902 à 1905, nous comptons 592 Européons et 489 indigènes, sur les 1081 syphilitiques entrés nous relevons 24 sarcocèles, 20 appartiennent aux Européens et 4 seulement aux indigènes.

ment, les syphilides frambœsiformes rencontrées sous les tropiques 1). Il y a là des infections secondaires très curieuses dues principalement au B. fluorescens et à d'autres espèces banales ; parfois les blastomycètes jouent aussi un rôle dans ces productions frambœsoïdes 2).

On a beaucoup insisté sur la fréquence des lésions buccopharyngées et des lésions nasales. En effet, une des choses qui frappe ici tout d'abord l'étranger dans les rues, c'est la quantité de déformations nasales rencontrées chez les indigènes. Les nécroses des cartilages, du vomer et des os propres du nez, sont en effet, assez fréquentes, et on peut observer toutes les diverses déformations du nez syphilitique. Les observateurs insistent tout particulièrement sur les lésions tertiaires de la bouche et du pharynx; il faut cependant se souvenir que les perforations palatines se font de haut en bas et débutent par le plancher des fosses nasales. Quoi qu'il en soit, en dehors des perforations classiques, nous voyons fréquemment les vastes destructions en ogive du voile palatin, soit encore les ulcérations pharyngiennes étendues, ou enfin les symphyses palato-pharyngées 3) à tous les degrés; certaines ne permettent plus que l'introduction d'une sonde cannelée ou d'un stylet.

Toutefois chez les indigènes, la syphilis osseuse est loin de se borner à porter ses coups sur le squelette naso-palatin et nombreux sont les cas où nous avons pu noter des lésions tertiaires de la clavicule et des os des membres, en particulier du tibia.

A l'hôpital du Dey, j'ai dû trépaner un Arabe qui présentait une ostéite syphilitique du frontal, avec de nombreuses fistules et des portions séquestrées 4).

Les os ne sont pas les seuls atteints, les articles se mettent aussi de la partie et nous observons souvent des arthropathies syphilitiques isolées ou multiples 5).

Les lésions du nerf optique, des membranes profondes de l'œil sont rares, les paralysies oculaires sont exceptionnelles.

Ici, comme d'ailleurs dans toutes nos autres possessions coloniales, on a constaté depuis longtemps, la rareté des lésions nerveuses et viscérales

1) Certains auteurs ont prétendu que les maladies de la peau et la syphilis étaient rares, en raison de l'usage journalier des bains chauds (bains maures) et des ablutions fréquentes; les syphilides secondaires sont rarement observées pour les raisons que nous avons données, pour les lésions tertiaires, elles sont légion. L'Arabe, d'ailleurs, simplifie souvent les prescriptions du Coran; le *teïemmoum* (aspersion de poussière), ou l'application des mains sur le galet sale de la mosquée, lui suffisent.

2) J. Brault, Société de dermatologie, juin 1908.

3) J'ai opéré ici une symphyse palato-pharyngée complète, mais c'était chez un Européen.

4) Voir Archives provinciales de chirurgie (1898.

5) Pour les lésions des os, chez les sujets jeunes, l'ostéogénèse est un appel.

de la syphilis 1); nos indigènes, comme les jaunes et les noirs, sont réfractaires de ce côté. Il faut toutefois reconnaître que cette immunité n'est que relative, et n'a pas un caractère absolu. Nous avons des exemples qui le prouvent. J'ai notamment observé un cas de myélite syphilitique aiguë, chez un Arabe.

Ce qui est vrai pour les accidents nerveux, l'est aussi pour la parasyphilis (tabes, paralysie générale, etc.), M. Battarel, dans une statistique portant sur 42 années et comprenant 633 aliénés arabes, a noté une proportion de 3,92 % pour la paralysie générale, alors que le pourcentage était de 20 % pour les aliénés, ayant une autre origine.

Cependant la paralysie générale chez l'indigène semble subir une très légère ascension 2), mais cela ne tient nullement à la syphilis, mais bien aux progrès de l'alcoolisme.

On a émis des hypothèses pour expliquer la prédominance des manifestations de la vérole sur certains systèmes et leur rareté sur d'autres; malpropreté, promiscuité, importation récente, fatalisme, absence de soucis moraux, etc., mais tout cela ne nous paraît pas donner complètement la clef du problème.

L'absence d'intoxications prédisposantes chez la grande masse, l'abstinence d'alcool surtout, explique déjà ce que nous observons d'une façon générale 3).

En outre, pour nous, dans cette question, *il faut tenir une peu compte de la fréquence relative de la syphilis héréditaire chez nos indigènes;* on sait que cette dernière, bien qu'elle touche parfois le système nerveux de diverses manières 4), est beaucoup moins méchante pour lui que la syphilis acquise.

D'autre part, la syphilis héréditaire, surtout la syphilis héréditaire tardive, aime la peau et les os et tout particulièrement la face, les lèvres, le voile du palais et le pharynx 5).

Enfin chez les individus qui contractent des syphilis acquises, peut-être faut-il tenir compte d'une syphilisation plus ou moins latente, qui serait pour eux en quelque sorte un peu préservatrice vis-à-vis des syphilides profondes.

Pour ce qui est des accidents parasyphilitiques, on sait combien il faut

1) Dans les autopsies de jeunes indigènes j'ai trouvé à plusieurs reprises des gommes viscérales, de la rate notamment, mais c'est exceptionnel.

2) J'en ai observé un seul cas. Voir thèse de Battarel, Montpellier, 1902.

3) L'usage du tabac est assez fréquent, mais l'abus de kif, de l'alcool chez les indigènes peut encore passer pour exceptionnel.

4) Voir le mémoire d'Ingelrans dans l'*Echo médical du Nord*.

5) Je ne nie pas pour cela bien entendu la prédominance très marquée de la vérole acquise, parfois même dans la première enfance.

être prudent, au point de vue des interprétations. Ici encore, la question de l'alcool prime tout le reste.

Parmi les indigènes cachectiques que nous observons de temps à autre; à côté du famélisme et autres facteurs, il faut certainement faire une part à la syphilis quaternaire; malheureusement nous n'avons pas encore eu le temps de pousser assez à fond nos investigations de ce côté. C'est là d'ailleurs une question ardue et délicate, qu'il faut du temps pour débrouiller.

Chez les Européens, la syphilis héréditaire se présente avec les mêmes caractères que dans la merè patrie, il n'en est pas tout à-fait de même pour les indigènes.

La syphilis héréditaire précoce, grave, nous échappe en grande partie. Nous venons de le dire, nous voyons seulement des épaves, ceux qui ont été primitivement peu touchés et qui présentent des accidents tardifs, ou même ceux qui sont porteurs d'accidents trés retardés, n'ayant rien présenté de net dans la première enfance.

On trouve rarement la triade d'Hutchinson au complet. Les dents atrophiées, les dents de poupée se rencontrent surtout. La kératite parenchymateuse et les troubles auditifs s'observent infiniment moins. Les déformations nettes du crâne, nous viennent de temps à autre, mais ce que nous rencontrons surtout ce sont les déformations habituelles de nez et du tibia. Les 2 types que nous montons souvent chez l'adulte, c'est le type enuchoïde et le type du chimpanzé. La fréquence de la syphilis héréditaire chez nos indigènes est une banalité connue de tous; mais à notre avis on n'a pas encore assez étudié cette question et jecrois qu'en dehors des cas manifestes qui sautent de suite aux yeux, il y a place pour beaucoup d'autres qui demandent une étude plus attentive pour être dépistés. Quand il s'agit d'indigènes, il y a d'abord des difficultés énormes pour l'anamnèse, ce qui gêne beaucoup pour le classement des observations; d'autant qu'il faut tenir compte ici de la fréquence de la *syphilis acquise*, dans le bas âge 1).

Rôle déjà plus considérable de l'animalité.

Dans les contrées chaudes et tropicales la faune est plus redoutable que dans la zone tempérée; déjà en Tunisie et en Algérie, le rôle de l'ani-

1) Certains ont prétendu que l'iodure était surtout le spécifique de la vérole des indigènes. Il faut s'entendre nous donnons l'iodure dans les céphalées, les douleurs musculaires et articulaires de la période seconde, il nous est très utile, quand il est supporté pour les gommes cutanées et osseuses de la période tertiaire, mais le fond de la thérapeutique ici comme ailleurs, est le traitement mercuriel intensif; l'iodure a d'ailleurs les contrindications chez les indigènes (lésions pharyngo-laryngées, tuberculose concomitante fréquente).

malité est plus marqué dans la pathologie; le milieu est plus propice, l'hygiène est plus défecteuse (immigrés, indigènes).

Le rôle des animaux dans la pathologie peut être rangé sous cinq chefs: 1°. animaux nuisibles: carnivores, vulnérants, venimeux, sanguisugues; 2°. animaux parasitaires; 3°. hôtes intermédiaires; 4°. animaux simples vecteurs actifs ou passifs des maladies; 5°. intoxications alimentaires d'origine animale.

L'influence de tous ces divers groupes est augmentée ici; nous sommes malheureusement obligé dans ce court exposé de nous en tenir pour ainsi dire à une simple énumération.

Ier groupe.— Ici, on peut encore rencontrer parfois de graves blessures dues aux félins (panthère, lynx etc.); la Mèditerrannée renferme quelques poissons venimeux (vive scorpènes, murènes) 1), l'importance des serpents est déjà beaucoup plus marquée, on compte une bonne demi-douzaine de serpents venimeux, parmi lesquels il faut citer la vipère mauritanique, le Naja-Haje, la vipère à cornes. Si nous n'avons pas maille à partir avec les sangsues des bois, le voran (limnatis nilotica) occasionne des accidents redoutables quand il est dégluti. Les scorpions dans le sud peuvent tuer les enfants et les petits animaux. A côté de celà signalons seulement d'autres espèces de moindre envergure qui peuvent cependant déterminer quelques accidents désagréables: araignées (tarentule), galéodes, scolopendre, moustiques (culex divers), chenilles processionnaires etc.

IIe groupe. — Les parasites de surface, comme nous l'avons à l'article des maladies de la peau, poux divers, punaises sont très répandus; les puces qui pullulent en Kabylie dans la brousse et les gourbis, sont inconnues dans le grand sud. La gale prend chez certains indigènes des proportions inusitées, les ruraux sont moins atteints que les citadins. Les larves *cuticoles* (dragonneau, œufs de puce chique) ne se rencontrent que rarement chez les repatriés des autres colonies africaines. L'Helcosoma tropicum peut être constaté dans le bouton des pays chauds. Dans les parasites sanguicoles signalons en première ligne l'hématozoaire du paludisme; en dehors du grand sud nous n'avons pas de filarioses sanguines (filariose, humaine, filariose des dromadaires). La présence de la Bilharzicose est certaine en Tunisie (Gabès, Gafsa), elle est depuis longtemps soupçonnée dans certaines régions du Sud de l'Algérie. La piroplasmose humaine (Piroplasma Donovani) a été trouvée dans la Regence (Cathoire), chez un enfant atteint de fièvre et de splénomégalie. Citons encore le bouton des pays chauds, dont nous avons déjà parlé, la piroplasmose

1) Contière prétend que le soi-disant appareil venimeux des murènes est simplement un sinus sanguin.

bovine, les diverses trypanosomiases animales ici rencontrées : la Dourine (Rouget), le T. des équidés (Szewzyck Rennes) et le T. des dromadaires (Sergent), qui sont probablement une seule et même espèce, le T des grenouilles, du rat et des oiseaux. 1)

Les parasites cavicoles sont innombrables, citons seulement le myasis des cavités naturelles et des plaies (mouches diverses oestres) 2) ; la fréquence extrême des taenias inerme et échinocoque 3), les infestations par la douve ; les ascarides, les oxyures, les trichocéphales qui pullulent chez les indigènes, le strongle, l'ankylostome, la trichine, la rabdonemiase intestinale et enfin les amibes qui donnent une forme de dysenterie souvent suivie d'abcès hépatiques.

IIIe groupe. — Dans le groupe des hôtes intermédiaires, nous avons surtout les anophèles chez lesquels l'hématozoaire du paludisme accomplit son sycle sexué. A côté des anophèles, rappelons la limnea truncatula hôte intermédiaire de la douve.

IVe groupe. — Ici non seulement les mouches servent à la transmission de diveres maladies : fièvre typhoïde, tuberculose etc., mais encore elles peuvent servir à la propagation du bouton des pays chauds, des ophtalmies, de la variole, des ulcères phagédéniques, voire même de l'éléphantiasis. En outre des mouches, nous devons dire un mot de la tique vecteur du piroplasma bigeminum qui donne la malaria bovine. Signalons en passant la présence du stégomyia fasciata inoculateur du vomito dans les pays contaminés. Enfin alors que le baudet transmet la dourine dans ses saillies clandestines, ce sont les taons qui inoculent aux dromadaires la trypanosomiase appelée el-Debab 4). On a signalé récemment des cas de fièvre récurrente chez les indigènes, les punaises ne sont peut être pas étrangères à la propagation de cette infection. (Fondouks, cafés maures.)

Ve groupe. — En fait d'intoxications alimentaires d'origine animale,

1) Je laisse de côté les hématozoaires des animaux et les diverses Bilharzioses animales.

2) J'ai vu des infestations dues à la Calliphora vomitoria et à la Lucilia Caesar, on a aussi signalé la Sacrophaga carnaria et la Lucilia hominivorax (Rouget). L'oestrus ovis pond au vol ses oeufs dans les cavités naturelles, des bergers, (grande Kabylie)' petite Kabylie, Sahara, c'est là une infestation d'ailleurs plus curieuse que grave. (Thimmi).

3) En raison de la fréquence des kystes hydatiques dans ce pays, j'ai émis auprès des pouvoirs publics un voeu visant l'hôte intermédiaire, le chien. J'ai demandé qu'on exerçât à l'égard de cet animal une surveillance rigoureuse dans les abattoirs et les tueries plus ou moins clandestines qui se tiennent près des marchés indigènes.

4) Cette affection transportée des animaux malades aux animaux sains par les taons, atteint les chameaux de tout âge ; la maladie a une incubation de plusieurs mois ; elle dure de quelques mois à plusieurs années ; elle est caractérisée par une fièvre irrégulière, des troubles de l'appétit, de la faiblesse, de l'amaigrissement du ballonnement du ventre. Les indigènes goudronnent les animaux pour les préserver, ils les traitent à l'aide de l'atriplex alimus.

nous n'avons pas à nous préoccuper de la „ciguatere", mais les intoxications par les altérations de la viande et des conserves sont favorisées par les grandes chaleurs de l'été.

Ce court aperçu destiné à montrer le rôle déja plus grand de l'animalité dans l'étiologie de nos maladies, est fait pour nous inviter à nous prémunir contre la faune locale par tous les moyens que la prophylaxie et l'hygiène mettent à notre disposition.

Intoxications d'origine végétale.

Intoxications alimentaires d'origine végétale. — Elle sont surtout fréquentes en Kabylie.

Commençons par le *lathyrisme.* On sait que cette intoxication qui détermine une sorte de myélite transverse avec dégénérescence secondaire des cordons latéraux, se caractérise chez l'homme par du tabes spasmodique, par des paralysies du train postérieur et du cornage paralytique chez les animaux.

On discute encore sur la pathogénie du „meurd djilben" qui a eté rapportée à l'ingestion de la jarosse, la gesse vulgaire (lathyrus cicero); il faut dire que les indigènes mangent plutôt du djilben (lathyrus sativus). On a pensé que c'était la graine avariée (moisissures) qui donnait la maladie. On a retiré des gesses un alcaloïde la lathyrine (Astier). — Mais je dois ajouter que plusieurs médecins du pays battent beaucoup en brèche l'étiologie alimentaire du lathyrisme 1).

Le lathyrisme n'est pas la seule maladie d'alimentation qu'on observe dans le nord-Afrique; chez nos Kabyles, les bechnas charbonneux (sorghos indigènes) donnent des accidents très semblables à l'ergotisme.

Ces accidents viennent surtout chez les jeunes; ils s'accompagnent de prurit, de bulles pemphigoïdes, de gangrènes terminales, de cataractes doubles (Legrain).

Toutes ces manifestations sont rapportées à diverses avaries des graines (claviceps ustilago). Les gangrènes par ingestion de pommes de terre avariées peuvent s'observer aussi de temps à autre. Quant à la pellagre, tous les ans, au printemps, elle fait quelques victimes, soit chez les indigènes, soit chez les immigrés surtout les Espagnols 2).

---

1) Voir pour plus de détails J. Brault. Pathologie et hyg. des indigènes musulmans d'Algérie. Jourdan, Alger 1905.

2) Nous avons eu en outre cette année, un cas fruste, ou plutôt tout-à fait au début chez un Italien.

En faisant, le relevé de notre service durant ces 10 dernières années nous avons trouvé 19 cas. Quelques années sont très chargées, d'autres beaucoup moins; cette année, 1907 (7) nous avons eu 7 cas graves dont 5 mortels, en 1898 nous en relevons 4 cas. Nos malades se répartissent de la façon suivante: indigènes musulmans (9), Espagnols (5), Mahonais (1), Français (1), juive (1), Françaises (2), soit 13 hommes et 6 femmes.

La maladie dont les symptomes cardinaux sont les suivants: rôtissure des parties découvertes, trémulations des mains et de la langue, lésions buccales étendues, salivation, diarrhée, asthénie, vertige, délire, convulsions trismus, semble revêtir ici une marche assez aigüe, à mon avis le maïs ne parait avoir aucun rôle dans l'étiologie de cette maladie de misère qui évolue beaucoup plus comme une maladie parasitaire que comme une maladie d'alimentation. Nos quatre derniers cas ont été traités par l'atoxyl qui semble peut être exercer une certaine action favorable sur la maladie.

Intoxications non alimentaires.

Alcool, tabac, kif. – Les intoxications non alimentaires sont au nombre de trois principales: alcoolisme, tabagisme, kifisme.

Je serai bref sur l'alcoolisme; dans les grandes villes comme à Alger par exemple, en dehors des Européens, il n'est pas rare de rencontrer, de par les rues, des indigènes en état débriété et nous avons, de temps, à autre, observé dans notre service, des buveurs émérités, des alcooliques invétérés parmi nos Arabes de la ville.

Mais, dans l'intérieur du pays, en dehors de quelques exceptions fâcheuses, la grande masse des indigènes, est encore heureusement préservée, il faut le reconnaître.

En somme, l'alcoolisme ne se voit guère que chez les Européens, les ouvriers indigènes des villes et chez les soldats de carrière, qui ont une prédilection particulière pour l'absinthe et l'anisette.

Nous l'avons fait remarquer en temps et lieu, cette funeste habitude, prépare le lit à la tuberculose chez les individus sus-visés; chez les indigènes les tares nerveuses sont moins souvent observées que chez les Européens.

En dehors des boissons nuisibles, telles que l'absinthe et l'anisette d'Espagne, boissons des Européens, certains musulmans absorbent du vin de l'eau-de-vie de dattes et du vin de palmier. Aussi bien dans le Sud tunisien que dans le Sud algérien, les indigènes boivent soit le lagmi suc de palmier frais soit le lagmi fermenté (vin de palmier) Le lagmi fermenté donne une ivresse violente, mais peu durable.

Les Arabes fument beaucoup et on a signalé chez eux quelques cas de rétinites dus à l'abus du tabac, je ne veux pas davantage insister sur le tabagisme, qui paraît plutôt assez anodin, la plupart du temps.

Reste le kif, variété grêle de chanvre indien, utilisé par les indigènes. Cette plante contient un alcaloïde, la haschichine, et des résines. Dans les cafés Maures et les „méchachas", les amateurs fument les feuilles sèches et fragmentées dans de petites pipes en terre; d'autres se livrent au chierisme et fument la partie active du chanvre (chira) dans des narghilés spéciaux; tantôt les fumeurs, véritables hallucinés, ont des visions étranges; tantôt ils se lèvent saisis par une sorte d'ivresse furieuse et se lancent dans la rue jouant de la „llissa" et frappant tous ceux qu'ils rencontrent.

Dans certaines familles musulmanes Algériennes et surtout Tunisiennes, il est une autre coutume à signaler, elle concerne les jeunes enfants. Au coucher, pour obtenir chez eux un sommeil profond, on leur fait absorber une infusion de tête de pavot; chaque soir, jusqu' à deux ans, l'enfant est condamné à ce régime.

www.ingramcontent.com/pod-product-compliance
Lightning Source LLC
LaVergne TN
LVHW020022170826
845678LV00001B/94

9782329771748